Steffi Hidding

Bedarfsgerechte Ernährung und körperliche Aktivität in der Schwangerschaft

GRIN Verlag

Bibliografische Information der Deutschen Nationalbibliothek:

Die Deutsche Bibliothek verzeichnet diese Publikation in der Deutschen Nationalbibliografie; detaillierte bibliografische Daten sind im Internet über http://dnb.d-nb.de/ abrufbar.

Impressum:

Druck und Bindung: Books on Demand GmbH, Norderstedt Germany
ISBN: 978-3-640-79940-4

Dieses Buch bei GRIN:

http://www.grin.com/de/e-book/164668/bedarfsgerechte-ernaehrung-und-koerperliche-aktivitaet-in-der-schwangerschaft

„Bedarfsgerechte Ernährung und körperliche Aktivität in der Schwangerschaft“

Bachelorarbeit
vorgelegt dem Prüfungsausschuss des Studienganges Oecotrophologie
für die Fachrichtung Ernährung und Hauswirtschaft
an der Fachhochschule Münster
von

Stefanie Hidding

Abgabedatum: Oktober 2010

Inhaltsverzeichnis

Abbildungsverzeichnis

Abkürzungsverzeichnis

Abb.	Abbildung
Aufl.	Auflage
BMI	Body Mass Index
bspw.	beispielsweise
BW	Biologische Wertigkeit
ca.	circa
d	day
DGE	Deutsche Gesellschaft für Ernährung
d. h.	das heißt
dl	Deziliter
et al.	und andere
etc.	et cetera
f.	folgende (Seiten)
ff.	fortfolgende (Seiten)
g	Gramm
GU	Grundumsatz
HDL	High-Density-Lipoprotein (Cholesterin)
Hrsg.	Herausgeber
i. d. R.	in der Regel
J.	Jahr
Jg.	Jahrgang
kcal	Kilokalorien
KG	Körpergewicht
kg	Kilogramm
LDL	Low - Density – Lipoprotein (Cholesterin)
m	männlich
max.	maximal (e)
mmHG	Millimeter Quecksilbersäule (zur Bestimmung des Blutdrucks)
mg	Milligramm
ml	Milliliter
Nr.	Nummer
o. g.	oben genannt (e)
PAL	physical activity level

Port.	Portion
S.	Seite
Sch.	Scheibe
sog.	sogenannt (e)
u.	und
u. a.	unter anderem
usw.	und so weiter
u. U.	unter Umständen
v. a.	vor allem
Vgl.	Vergleiche
Vol.	Volume
w	weiblich
z. B.	zum Beispiel
z. T.	zum Teil
µg	Mikrogramm

„Gute Gesundheit erfordert die
Kenntnis der primären Konstitution eines
Menschen sowie die Kräfte der einzelnen
Nahrungsbestandteile, bei letzteren
sowohl deren ureigene als auch
die durch menschliche Kunst oder
Fähigkeiten veränderten. Aber Essen alleine
ist nicht genug für die Gesundheit. Da
sind körperliche Übungen erforderlich,
deren Auswirkungen jedoch auch bekannt
sein müssen. Die Kombination
dieser beiden macht die Lebensweise
aus, wenn gleichzeitig noch die Jahreszeit,
der Wechsel der Winde, das Alter
des Individuums und seine häusliche
Umgebung berücksichtigt werden.
Wenn beim Essen oder der körperlichen
Ertüchtigung Mängel oder Fehler auftreten,
wird der Körper krank."

(Hippokrates 480 v. C.; Vgl. Bung 1999, S. 386)

1. Einleitung

1. 1 Problemstellung

„Für Schwangere gelten die allgemeinen Regeln für gesunde Ernährung". Im Wesentlichen ist diese Aussage nicht falsch, dennoch ist sie etwas schlicht gehalten und wird einigen interessanten Besonderheiten, die sich im Zuge der Schwangerschaft ergeben, nicht gerecht. In dem spannenden und vielschichtigen Forschungsfeld rund um Schwangerschaft und Ernährung lohnt es sich, noch einmal genau hinzuschauen, auf welche Eigenheiten spezielles Augenmerk zu legen ist. Genauso wie das komplexe Thema „Ernährung" einem kontinuierlichen Wandel unterworfen ist, werden auch auf diesem Gebiet in vielerlei Hinsicht fortlaufend neue Studien und Untersuchungen durchgeführt, die immer wieder aktuelle Erkenntnisse in Umlauf bringen. Jeder Mensch muss sich tagtäglich zwangsläufig mit der Lebensmittelauswahl, deren Zubereitung und Aufnahme auseinander setzen. Bei der Odyssee durch den Ernährungsalltag kommt erschwerend hinzu, dass Expertenaussagen oft widersprüchlich sind und die Forschung immer wieder zu neuen Erkenntnissen kommt, wodurch viele Informationen schnell überholt sind. Ein Beispiel: nach der Blütezeit von Robert Atkins kam die "low fat" - Welle, bevor erkannt wurde, dass Nahrungsfette per se doch nicht zu verurteilen sind, sondern es auf deren Zusammensetzung ankommt, was uns derzeit die Renaissance des Fettes beschert. Auch in Bezug auf die richtige Ernährung und Sport in der Schwangerschaft finden sich heute z. T. veränderte Empfehlungen als noch vor 20 - 30 Jahren. Gerade in dieser besonderen Situation treten bei werdenden Müttern viele Fragen auf, wie die bedarfsgerechte Ernährung in dieser Zeit aussehen sollte. In dieser Phase tragen sie nicht nur die Verantwortung für ihre eigene Gesundheit, sondern auch für die Gesundheit und Entwicklung des Kindes, weshalb es nun besonders wichtig ist, optimal mit allen nötigen Nährstoffen versorgt zu sein. Überdies hat sich bei den werdenden Müttern innerhalb der letzten Jahrzehnte eine Entwicklung hin zu erhöhtem Gesundheitsbewusstsein vollzogen. Die Themen „Gesundheit und Ernährung" finden - oft im Zusammenhang mit Lifestyle und Wellness - im Alltag immer mehr Beachtung. Speziell Frauen haben - nicht zuletzt auf Grund der veränderten Lebensumstände - eine stärker fordernde Position eingenommen und sind immer häufiger daran interessiert, aktiv etwas für sich zu tun, als es bspw. noch vor 50 Jahren der Fall war. Insgesamt führt dieses neue Bewusstsein dazu, dass die Menschen informationsorientierter sind und entsprechende publizierte Empfehlungen vermehrt hinterfragt werden. Vor diesem Hintergrund nimmt auch das Interesse an dem Themengebiet „Ernährung und körperliche Aktivität in der Schwangerschaft" zu. Gegenstand dieser Arbeit ist es, sich mit den daraus ergebenden Besonderheiten auseinander zu setzten und diese genauer zu beleuchten.

1. 2 Gang der Untersuchung

Nach einer einführenden Darstellung der ernährungsphysiologischen Grundlagen unter Berücksichtigung der Ermittlung des Energiebedarfs und Charakterisierung verschiedener Nährstoffgruppen in Kapitel 2, findet im anschließenden 3. Kapitel eine Auseinandersetzung mit dem tatsächlichen Nährstoffmehrbedarf in der Schwangerschaft statt. Neben diversen Gründen, die für die erforderliche Nahrungszulage verantwortlich sind, wird auf relevante Nährstoffe und idealerweise einzuhaltende Empfehlungen detaillierter eingegangen. Ergänzend folgt dann eine Betrachtung der sog. „kritischen Nährstoffe" und der möglichen Folgen für Mutter und Kind, die aus einer unzureichenden Versorgung resultieren können. Ebenso können sich negative Konsequenzen aus Lebensmittelinfektionen und dem Konsum bestimmter toxisch wirkender Substanzen während der Schwangerschaft ergeben, auf welche im Kapitel 4 Bezug genommen wird. In Kapitel 5 wird geschildert, wie gut sportliche Aktivitäten mit dem Zustand der Gravidität harmonieren. Speziell werden hier Veränderungen des weiblichen Körpers genannt, die relevant sind für eine sportliche Betätigung in dieser Phase. Neben Trainingsempfehlungen zu Art und Ausmaß findet auch der Fall „Gestationsdiabetes und Sport" besondere Beachtung, da es sich dabei um eine häufig diagnostizierte Schwangerschaftskomplikation handelt. Im Rahmen eines kleinen Exkurses wird in Kapitel 6 noch Bezug darauf genommen, wie sich der Ernährungsstatus bzw. das Ernährungsverhalten der Mutter auf die spätere Entwicklung des Kindes (Übergewicht, Allergien etc.) auswirken kann. Neben möglichen Wirkungsfeldern der „perinatalen Programmierung" wird auf Möglichkeiten der aktiven Einflussnahme Bezug genommen. Da sich bei der deutschen Bevölkerung geschlechterunabhängig durch alle Altersklassen hindurch seit geraumer Zeit eine immer deutlichere Tendenz in Richtung Übergewicht und Adipositas abzeichnet, wird in diesem Zusammenhang in einem Unterkapitel geschaut, welche Besonderheiten sich bei einer Risikoschwangerschaft bedingt durch Adipositas ergeben können, bevor die Arbeit mit einem Fazit abschließt.

2. Ernährungsphysiologische Grundlagen

Jeder Mensch benötigt - je nach Alter und Geschlecht - eine gewisse Menge an Energie, Vitaminen und Mineralstoffen[1], um überlebensfähig zu sein. Auch in Deutschland, wo es - im Vergleich zu zahlreichen armen Ländern - objektiv keine Nahrungsknappheit gibt, kommt es in einigen Bereichen dennoch häufig zur Mangelernährung. So ist z. B. bei einem Großteil der Deutschen weder die Jod noch die Folatversorgung ausreichend. Besonders Frauen zählen hier zu den Betroffenen. Auf konkrete Empfehlungen einzelner Nährstoffe wird in diesem Kapitel Bezug genommen, wobei die gängigen Vorgaben der DGE als Orientierung gelten. Es ist anzumerken, dass diese nur für gesunde Personen gelten und etwaige Krankheitsbilder nicht berücksichtigt werden (Vgl. DGE 2008, S. 7 ff.; Elmadfa/Leitzmann 2004, S. 69 ff.). Die aufgeführten Referenzwerte und Empfehlungen in diesem Kapitel gelten zunächst für die Allgemeinbevölkerung und sollen als Informationsbasis dienen. Der erforderliche Mehrbedarf der unterschiedlichen Nährstoffe bei Schwangerschaft und Stillzeit wird in dem sich anschließenden Kapitel genauer betrachtet.

2. 1 Die Bestimmung des Energiebedarfs

Damit die Funktions- und Leistungsfähigkeit des Körpers erhalten bleibt, ist u. a. eine Versorgung mit ausreichend Energie unerlässlich. Der entsprechende Energiebedarf setzt sich immer zusammen aus dem Grundumsatz, dem Leistungsumsatz sowie der nahrungsinduzierten Thermogenese. Der Grundumsatz stellt den Energiebedarf im absoluten Ruhezustand eines nüchternen Menschen bei konstanter Umgebungstemperatur dar, während der Leistungsumsatz die benötigte Energie für anfallende körperliche Aktivitäten (Wachstum, Schwangerschaft, Sport etc.) umfasst. Die nahrungsinduzierte Thermogenese steigert den Energieumsatz durch das Auslösen der zahlreichen Stoffwechselprozesse nach der Nahrungsaufnahme. Da in unserer heutigen Zeit die körperliche Aktivität vergleichsweise gering ist, macht der Grundumsatz den größten Anteil am Energieverbauch aus. Dennoch kann der individuelle Bedarf von Mensch zu Mensch sehr unterschiedlich sein. Den exakten Bedarf einer Person zu ermitteln, würde unverhältnismäßig hohen Aufwand bedeuten. Zudem hängt dieser von Faktoren wie Alter, Geschlecht, Größe, Krankheit, Ausmaß körperlicher Aktivität, sowie Stoffwechsel und Körperzusammensetzung (z. B. Anteil der Muskelmasse) ab (Elmadfa/Leitzmann 2004, S. 63 u. S. 108 ff.; DGE 2008, S. 23).

Um eine Orientierung zu bieten, welche Energiezufuhr für welche Personengruppe angemessen ist, gibt die DGE entsprechende Referenzwerte heraus. Die Berechnungsgrundlage

[1] Diese Aufzählung ist selbstverständlich nicht abschließend. In dieser Arbeit wird jedoch schwerpunktmäßig auf diese drei Bereiche Bezug genommen.

ist der jeweilige Grundumsatz (je nach Alter und Geschlecht), der mit sog. PAL-Werten[2] multipliziert wird. Durch diese Gewichtung kann der Grad körperlicher Aktivität (Sport, Beruf etc.) bei der Ermittlung des ungefähren Energiebedarfs berücksichtigt werden.

Verwendet wurden folgende Grundumsätze[3]:

	Grundumsatz (kcal/Tag)	
Alter	m	w
15 bis unter 19 Jahre	1820	1460
19 bis unter 25 Jahre	1820	1390
25 bis unter 51 Jahre	1740	1340
51 bis unter 65 Jahre	1580	1270
65 Jahre und älter	1410	1170

Abb. 1: Grundumsätze entsprechend der Altersklassen (In Anlehnung an DGE 2008, S. 32).

Die einzelnen Abstufungen für die PAL-Werte sehen folgendermaßen aussehen:

Arbeitsschwere und Freizeitverhalten	**PAL-Werte**	**exemplarische Beispiele**
ausschließlich sitzende oder liegende Lebensweise	1,2	alte, gebrechliche Menschen
ausschließlich sitzende Tätigkeit mit wenig / keiner anstrengenden Freizeitaktivität	1,4 - 1,5	Büroangestellte, Feinmechaniker
sitzende Tätigkeit mit z.T. gehenden und stehenden Tätigkeiten	1,6 - 1,7	Laboranten, Kraftfahrer, Studenten, Fließbandarbeiter
überwiegend gehende bzw. stehende Tätigkeit	1,8 - 1,9	Verkäufer, Kellner, Mechaniker, Handwerker
starke körperliche Beanspruchung, anstrengende Tätigkeiten	2,0 - 2,4	Bauarbeiter, Landwirte, Wald- / Bergarbeiter, Leistungssportler

Abb. 2: PAL-Werte zur Gewichtung der Grundumsätze (Modifiziert nach DGE 2008, S. 27)

[2] PAL = physical activity level; gibt unter Berücksichtigung der körperlichen Aktivität den durchschnittlichen Energiebedarf als ein Mehrfaches vom Grundumsatz an (Vgl. DGE 2008, S. 27).

[3] GU wird ermittelt unter Berücksichtigung von Körpergewicht und -größe, sowie Alter und Geschlecht (Vgl. DGE 2008, S. 23ff.).

Demnach hat bspw. eine 27-jährige Büroangestellte einen Energiebedarf von (1340 kcal x PAL 1,4 bzw. PAL 1,5 =) 1876 kcal bis 2010 kcal.[4]

Es handelt sich bei diesen Angaben um Durchschnittswerte, die der Orientierung dienen, nicht aber um individuelle Vorgaben. Pro Tag können 0,3 PAL-Einheiten dazu berechnet werden, wenn 4 - 5 Mal die Woche für 30 - 60 Minuten sportliche Betätigungen oder anderweitige anstrengende Aktivitäten wahrgenommen werden (Vgl. DGE 2008, S. 27; Leitzmann et al. 2003, S. 9). Die notwendige Deckung des Energiebedarfs erfolgt i. d. R problemlos im Zuge der täglichen Ernährung. Die Hauptenergielieferanten unserer Nahrung sind Kohlenhydrate, Eiweiß und Fett, welche zu den sog. Makronährstoffen gehören (Vgl. Schauder 2006, S. 84). Welchen Nutzen sie stiften und was sie im Einzelnen auszeichnet wird in den nächsten Unterkapiteln geschildert.

2. 1. 1 Kohlenhydrate

Die Kohlenhydrate (Saccharide) sind die primären und schnellsten Energielieferanten für den menschlichen Organismus und liefern pro Gramm ca. 4 kcal. Sie lassen sich nach ihrer Molekülgröße in Monosaccharide (als die kleinsten Grundeinheiten aller Kohlenhydrate), Di-, Oligo- und Polysaccharide unterteilen. Da der Körper letztlich nur Monosaccharide resorbieren kann, müssen sämtliche Kohlenhydrate im Rahmen der Verdauung grundsätzlich in diese kleinste Form aufgespalten werden (Vgl. Rehner/Daniel 2010, S. 218). Zu den wesentlichen Monosacchariden zählen die Glucose (Traubenzucker) und die Fruktose (Fruchtzucker), welche die benötigte Energie am schnellsten bereit stellen können. Wichtige Vertreter der Disaccharide sind die Saccharose (Rohrzucker) und die Laktose (Milchzucker), während bei den komplexeren Polysacchariden der Stärke und dem gespeicherten Glykogen eine große Bedeutung zukommt. Darüber hinaus sind auch die gesundheitsförderlichen Ballaststoffe den Kohlenhydraten zuzuordnen. Es handelt sich bei diesen Verbindungen um unverdauliche Nahrungsbestandteile, genauer gesagt um Polysaccharide, die vom menschlichen Körper mittels Enzymen nicht aufgespalten werden können (Vgl. Hahn/Ströhle/Wolters 2005, S. 8 ff.). Hauptaufgabe der Kohlenhydrate ist es, die Zellen mit Energie zu versorgen und Energie in Form vom Glykogen zu speichern. Besonders das Gehirn und die Muskeln sind auf eine schnelle Energiebereitstellung aus Kohlenhydraten angewiesen. Mit Blick auf die tägliche Lebensmittelauswahl sollten mindestens 50 % der zugeführten Energie aus Kohlenhydraten stammen. Diese sind vor allem in pflanzlichen Lebensmitteln wie Kartoffeln, Hülsenfrüchten, Getreide, Obst und Gemüse zu finden. Grundsätzlich empfiehlt es sich, v. a.

[4] Eine Kilokalorie (kcal) entspricht der Wärmemenge, die benötigt wird, um 1l Wasser von 14,5°C um 1°C auf 15,5°C zu erhöhen (1 MJ entspricht 239 kcal und 1 kcal entspricht 4,184 kJ). Die Angabe des Energiegehaltes in der internationalen Einheit Joule ist in der Wissenschaft üblich, im alltäglichen Gebrauch hat sich dessen Angabe jedoch in Kilokalorien etabliert (Vgl. Elmadfa/Leitzmann 2004, S. 103; Leitzmann et al. 2003, S. 8).

komplexe Kohlenhydrate (Polysaccharide) zuzuführen, da diese nur gering blutzuckerwirksam sind und den Insulinspiegel nicht so stark ansteigen lassen. Darüber hinaus wird eine Aufnahme von 25 - 30 g Ballaststoffen pro Tag als ideal bzw. empfehlenswert angesehen, da sie sich u. a. positiv auf die Darmfunktion sowie die Regulation des Cholesterinspiegels auswirken und giftige Stoffwechselprodukte binden können (Vgl. DGE 2008, S. 59 ff.; Leitzmann et al. 2003, S. 12 f.; Körner/Rösch 2008, S. 9 ff.).

2. 1. 2 Proteine

Proteine bestehen aus vielen kleinen Untereinheiten, den Aminosäuren. An dem Proteinaufbau im menschlichen Körper sind ca. 20 Aminosäuren beteiligt, wovon 9 (bzw. je nach Quelle 8) essentiell sind. Essentiell bedeutet, dass diese Aminosäuren vom menschlichen Körper selbst nicht hergestellt werden können, sondern über die Nahrung zugeführt werden müssen. Sie sind v.a. als Strukturproteine am Gewebeaufbau beteiligt und ermöglichen die Synthese von bspw. Hormonen, Enzymen und Immunproteinen. Im Rahmen der täglichen Nahrungsaufnahme rät die DGE sowohl erwachsenen Männern als auch Frauen der unterschiedlichen Altersklassen zu einem täglichen Verzehr von 0,8 g/kg/KG. An der gesamten Energiezufuhr sollten die Proteine einen Anteil von ca. 10 - 15 % ausmachen. Letztlich eignen sie sich auch zur Energiegewinnung (1 g liefert ca. 4 kcal), diese ist allerdings sehr unökonomisch. Bei der Auswahl der Proteine sollte beachtet werden, dass tierisches Eiweiß über eine höhere biologische Wertigkeit verfügt als pflanzliches.[5] Werden pflanzliche und tierische Lebensmittel kombiniert (z. B. Pellkartoffeln mit Quarkdip), kann die Wertigkeit jedoch deutlich erhöht werden. Als gute Nahrungsquellen sind u. a. Fisch, Fleisch, Milch und Milchprodukte, Hülsenfrüchte sowie Soja zu nennen (Vgl. DGE 2008, S. 35 f.; Koula - Jenik et al. 2006, S. 12 ff.; Gehrmann - Gödde/Gries 2001, S. 231).

2. 1. 3 Lipide

Mit 9 kcal pro Gramm verfügen die Lipide über den höchsten Energiegehalt aller Makronährstoffe. Die in den Nahrungsfetten enthaltenen Fettsäuren lassen sich unterteilen in gesättigte und ungesättigte Fettsäuren, wobei Letztere noch einmal in einfach und mehrfach ungesättigte Fettsäuren (v. a. ω-3 und ω-6-Fettsäuren) gegliedert werden können.[6] Lipide sind aus ernährungsphysiologischer Sicht wesentliche Energielieferanten und Energiespeicher. Sie sind darüber hinaus jedoch auch Bestandteile von Zellmembranen, sind zudem als notwen-

---

[5] Biologische Wertigkeit (BW) ist das Maß dafür, wie viel körpereigenes Protein aus dem mit der Nahrung zugeführten Protein hergestellt werden kann. Je niedriger die BW eines Proteins ist, desto höher muss die Zufuhr sein. (Vgl. Koula-Jenik et al. 2006, S. 15).

[6] Sofern die Klassifizierung nach Vorhandensein bzw. Anzahl der Doppelbindungen erfolgt.

diges Organfett im Körper enthalten und sind Träger von Geschmackstoffen sowie für den Transport von fettlöslichen Vitaminen verantwortlich. Den Empfehlungen der DGE zufolge sollten die Fette max. 30 - 35 % der täglichen Energiezufuhr ausmachen - geschlechterunabhängig für alle Erwachsenen. Wichtig ist dabei v.a. die Zusammensetzung der Fette. Eine zu hohe Zufuhr an gesättigten Fettsäuren kann auf lange Sicht zu Arteriosklerose führen, da sie Ablagerungen an Gefäßwänden und eine Erhöhung der Blutfettwerte bewirkt. Die Zufuhr dieser Fettsäuren - die v.a. in tierischen Fetten und Produkten wie Wurst, Fleisch, Milchprodukten vertreten sind - sollte max. 10 % betragen. Den einfach ungesättigten Fettsäuren, dessen Zufuhr bei 10 - 15 % liegen sollte, werden gesundheitsfördernde Eigenschaften zugeschrieben, indem sie z. B. das Lipidprofil verbessern und so möglichen koronaren Herzkreislauferkrankungen vorbeugen. Besonders stark vertreten sind sie in Pflanzenölen wie Raps- und Olivenöl. Die mehrfach ungesättigten Fettsäuren sollten 7 - 10 % der Gesamtenergiezufuhr aus machen. Von Bedeutung ist speziell eine ausreichende Versorgung mit ω-3-Fettsäuren[7], da sie verschiedene Erkrankungen günstig beeinflussen können, die Blutfettwerte verbessern und entzündungshemmend wirken. Hierzu eignet sich der Verzehr von Rapsöl, Walnüssen oder fettreichen Kaltwasserfischen wie Thunfisch, Makrele, Lachs oder Hering. Die ω-6-Fettsäuren (enthalten z. B. in Sonnenblumenöl) hingegen senken zwar ebenfalls den Cholesterinspiegel, wirken jedoch auch entzündungsfördernd, weshalb das Verhältnis von ω-3 zu ω-6 Fettsäuren 5:1 betragen sollte. Transfettsäuren (v. a. in frittierten Speisen, Süßigkeiten, Gebäck etc.) sollten so wenig wie möglich mit der Nahrung aufgenommen werden, da sie keinerlei positive Wirkungen haben, sondern im Gegenteil sogar gesundheitsschädlich sind. (Vgl. Schauder 2006, S. 86 ff.; Suter 2008, S. 51 ff.; DGE 2008, S. 43 ff.; Hahn/Ströhle/Wolters 2005, S. 43 f.; Körner/Rösch 2008, S. 7 ff.).

2. 2 Mikronährstoffe

Zu den Mikronährstoffen zählen Vitamine und Mineralstoffe, wobei Letztgenannte sich noch einmal in Mengen- und Spurenelemente unterteilen lassen (Vgl. Oberritter 2006, S. 204 ff.). Aufgrund der Vielzahl an bedeutsamen Mineralstoffen und Vitaminen werden der Übersichtlichkeit halber und dem Kontext entsprechend im Folgenden nur die Zufuhrempfehlungen für Frauen angegeben.

[7] Als ω-3 Fettsäuren mit besonders positiver Wirkung gelten die Docosahexaensäure (DHA) und die Eicosapentaensäure (EPA).

2. 2. 1 Vitamine

Vitamine benötigt der Mensch zum Erhalt seiner physiologischen Funktionen und zur Regulation zahlreicher Stoffwechselprozesse. Es handelt sich dabei um organische Verbindungen, die mit der Nahrung zugeführt werden müssen, da sie vom Körper selbst entweder gar nicht oder nur in zu geringer Menge synthetisiert werden können. Fast alle Vitamine sind sehr licht-, luft- oder hitzeempfindlich, wodurch es bei Lagerung und Zubereitung zu großen Verlusten kommen kann. Ihrer Löslichkeit entsprechend werden sie unterteilt in wasserlösliche und fettlösliche Vitamine. Zu den fettlöslichen Vitaminen zählen die Vitamin E, D, K und A.[8] Sie können nur in Verbindung mit Fett aufgenommen und verwertet werden und sind im Körper speicherbar.[9] Wasserlösliche Vitamine hingegen sind nicht in ausreichernder Menge speicherbar, sondern werden über die Niere ausgeschieden und müssen daher kontinuierlich zugeführt werden. Die neun wasserlöslichen Vitamine sind das Vitamin C und die B - Vitamine, welche im Kapitel zum Mehrbedarf in der Schwangerschaft ausführlicher beschrieben werden (Elmdafa/Leitzmann 2004, S. 289 ff.; Burgerstein 2007, S. 86; Suter 2008, S. 87; aid 2008, S. 5; Hahn/Ströhle/Wolters 2005, S. 73).

2. 2. 2 Mineralstoffe

Anorganische Verbindungen, die mit der Nahrung zugeführt werden müssen, weil der Körper sie nicht selber herstellen kann, werden unter der Bezeichnung „Mineralstoffe“ zusammengefasst. Sie helfen z. B. in Form von Elektrolyten, den Wasserhaushalt im Körper zu regulieren und dienen dem Körper außerdem als Bausubstanz. Im Vergleich zu den o. g. Vitaminen sind sie auch kaum anfällig was Sauerstoff, Licht und Hitze angeht, wodurch es nicht zu derartigen Nährstoffverlusten kommt.[10] Mineralstoffe lassen sich in zwei Klassen unterteilen: Mineralstoffe, die im Körper mit einer Konzentration von über 50 mg/kg Körpergewicht vorhanden sind, zählen zu den Mengenelementen. Dazu gehören Natrium, Kalium, Calcium, Magnesium, Phosphor und Chlorid. Die Spurenelemente umfassen Jod, Zink, Flourid, Selen, Zink, Kupfer, Mangan, Chrom, Molybdän, Kobalt, Nickel und Eisen und zeichnen sich hingegen dadurch aus, dass die Konzentration im menschlichen Körper pro kg Körpergewicht unterhalb von 50 mg liegt. Das Element Eisen stellt hier eine Ausnahme dar. Zwar liegt die Konzentration über 50 mg/kg/KG, jedoch ist die Funktion des Eisens charakteristisch für die Spurenelemente, weshalb es i. d. R. ihnen zugeordnet wird (Vgl. Hahn/Ströhle/Wolters 2005, S. 124 f.; Leitzmann et al. 2003, S. 59; DGE 2008, S. 51 ff.).

---

[8] Vitamin D zählt zwar zu den fettlöslichen Vitaminen, wird aber auch als einziges Vitamin den Hormonen zugeordnet, da seine biologisch aktive Form ein Hormon ist.

[9] Speicherorte für fettlösliche Vitamine sind Leber, Muskeln und Fettgewebe (Vgl. aid 2008, S. 5).

[10] Bei Dörrobst bspw. kommt es zu sehr starken Vitamineinbußen, während Mineralstoffe wie Kalium etc. jedoch weitgehend erhalten bleiben.

3. Essen für Zwei? Anforderungen an eine bedarfsgerechte Ernährung und den tatsächlichen Mehrbedarf in der Schwangerschaft

Obwohl in Deutschland prinzipiell ein ausreichendes Nahrungsangebot zur Verfügung steht, kommt es auch hier auf Grund suboptimaler Lebensmittelauswahl noch häufig zu Mangelerscheinungen. Speziell in der Phase der Schwangerschaft und Stillzeit kann ein Nährstoffmangel schwere Folgen haben. Wie hoch die Empfehlungen der einzelnen Nährstoffe für Erwachsene und speziell der Bedarf von schwangeren oder stillenden Frauen ist und welche Nährstoffe in diesem Lebensabschnitt zu den kritischen zählen, zeigt dieses Kapitel im weiteren Verlauf.

3. 1 Gründe für den Nährstoffmehrbedarf

Im Laufe der Schwangerschaft verändert sich der Körper der Frau in vielerlei Hinsicht stark. Es kommt u. a. zu massiver Neubildung von Gewebe sowohl beim Fötus als auch bei der Mutter, wodurch die Zellteilungsrate deutlich ansteigt. Damit all diese Prozesse reibungslos ablaufen, ist ein zusätzlicher Bedarf an Nährstoffen erforderlich. Der Mehrbedarf an Vitaminen und Mineralstoffen übersteigt dabei deutlich den zusätzlichen Energiebedarf, welcher eher gering ausfällt. Zu den wesentlichen Veränderungen, die für den erhöhten Nährstoffbedarf verantwortlich sind zählen bspw. die Zunahme von Körpergewicht, ein ansteigendes Blutvolumen, die hormonelle Umstellung, Stoffwechselveränderungen sowie die Umstellung des Gastrointestinaltraktes (Hahn/ Ströhle/Wolters 2005, S. 257; aid 2003, S. 7 f.). Auch für die Gewichtszunahme in der Schwangerschaft gibt es empfohlene Grenzwerte, die der Orientierung dienen. Abhängig vom BMI[11], der sich aus dem Ausgangsgewicht vor der Schwangerschaft errechnen ließ, ergibt sich folgende Übersicht:

Gewicht vor der Schwangerschaft (BMI)	Gesamtgewichtszunahme
Untergewicht (<19)	12,5 – 18, 0 kg
Normalgewicht (19 - 24)	11,5 – 16,0 kg
Leichtes/mittleres Übergewicht (24 - 30)	7,0 – 11,5 kg
Schweres Übergewicht/Adipositas (>30)	7 kg
Bei Zwillingen	16 – 20,5 kg

Abb. 3: Gestaffelte Orientierungswerte für die Gewichtszunahme während der Schwangerschaft (In Anlehnung an Körner/Rösch 2008, S. 20)

[11] BMI = Body-Mass-Index. Errechnet sich als (Körpergewicht in kg)/(Körperlänge in m)^2 (Vgl. Elmadfa/ Leitzmann 2004, S. 26).

Werden bspw. 12,5 kg zugenommen, verteilt sich das Gewicht in etwa wie folgt:
Auf die Mutter entfallen gut 7,5 kg, wobei der Uterus 970 g ausmacht, die Brust 405 g, das Blut 1250 g, das zusätzliche Körperwasser 1680 g und die eingelagerten Fettdepots 3345 g. Der restliche Anteil entfällt auf den Fetus mit ca. 3400 g, die Plazenta mit 650 g und das Fruchtwasser mit 800 g (Vgl. Körner/Rösch 2008, S. 20).

3. 2 Veränderte Energiezufuhr

Für die gesamte Schwangerschaftsdauer wird ein energetischer Mehrbedarf von 71700 kcal kalkuliert. Auf die einzelnen Tage verteilt, ergibt sich dadurch zusätzlich zum oben errechneten Bedarf eine erforderliche Zufuhr von ca. 250 - 255 kcal/Tag. Erfahrungsgemäß wird diese Zulage aus energetischer Sicht erst ab dem 4. Monat benötigt. Dennoch empfiehlt die DGE seit geraumer Zeit, eine konstante Erhöhung der Energiezufuhr vom Beginn der Schwangerschaft über die gesamte Dauer hinweg. In der Stillzeit ist dieser zusätzliche Bedarf weitaus größer und beläuft sich in den ersten vier Monaten auf ca. 635 kcal/Tag und ab dem vierten Monat (bei vollem Stillen) auf 525 kcal/Tag. Wird nicht mehr voll gestillt reicht ein Zuschlag von 285 kcal/Tag aus. (DGE 2008, S. 29; aid 2003, S. 7).

3. 3 Makronährstoffe

Grundsätzlich sollte sich die Lebensmittelauswahl einer schwangeren Frau - wie bei der übrigen Bevölkerung auch - an den 10 Regeln der DGE orientieren. Danach ist eine vielseitige Kost mit täglich frischem Obst und Gemüse, sowie Milchprodukten und Getreide (möglichst Vollkornprodukte) anzustreben. Außerdem wird geraten, sparsam mit Fett, Zucker und Salz umzugehen. Von Bedeutung sind an dieser Stelle auch die Aufnahme von reichlich Flüssigkeit, eine schonende Zubereitungsweise sowie regelmäßige sportliche Betätigung und ein gewisses Maß Bewegung im Alltag (Vgl. DGE 2010; aid 2003, S. 6). Zusätzlich gilt es während der Gravidität jedoch einige Besonderheiten bezüglich der Nährstoffversorgung zu beachten, auf die nun im Weiteren eingegangen wird.

► Kohlenhydrate und Ballaststoffe

Für die empfohlene tägliche Zufuhrmenge an Kohlenhydraten ergeben sich keine Veränderungen. Der Energiebedarf sollte weiterhin zu 50 - 60 % aus Kohlenhydraten gedeckt werden. Jedoch sollten besonders jetzt in der Schwangerschaft überwiegend komplexe Kohlenhydrate aus bspw. Vollkornprodukten, Hülsenfrüchten und Gemüse aufgenommen werden. Dies hängt mit der starken Veränderung des Glucosestoffwechsels der Mutter zusammen.

So kommt es hormonell bedingt zu einer verminderten Insulinsensitivität und damit einhergehend zu einem erhöhten Insulinspiegel im Blut der Mutter. Der eigene Glucoseverbrauch sinkt, während parallel die Glucoseproduktion ansteigt, um eine ausreichende Versorgung des Fetus sicher zu stellen. Glucose ist die Hauptenergiequelle des Ungeborenen und kann, wie einige andere Substanzen auch, die Plazentaschranke überwinden, so dass der Blutzuckerspiegel des Fetus von dem der Mutter abhängig ist. Diesen Besonderheiten sollte durch eine angepasste Ernährungsweise Rechnung getragen werden (Vgl. Gehrmann-Gödde /Gries 2001, S. 230 f.). Außerdem empfiehlt es sich aus dem gleichen Grund statt drei große lieber 5 - 6 kleine Mahlzeiten über den Tag verteilt zu sich zu nehmen, um den eigenen Blutzuckerspiegel weitgehend konstant zu halten und Heißhungerattacken vorzubeugen und somit auch das Kind gleichmäßig mit Nährstoffen zu versorgen (Vgl. aid 2003, S. 9; Hahn/Ströhle/Wolters 2005, S. 259). Den Ballaststoffen kommt in dieser Phase eine besondere Bedeutung zu, da Obstipation oft zu den typischen Schwangerschaftsbeschwerden zählt.[12] Eine ballaststoffreiche Ernährung ist daher besonders angebracht und umfasst z. B. einen erhöhten Verzehr von Obst, Gemüse, Vollkornprodukten oder ggfs. auch Leinsamen oder Dörrobst. Die empfohlene Zufuhr sollte - wie auch allgemein gültig - mindestens 30 g/Tag betragen, wobei mit diesen Nahrungsmitteln eine ausreichende Flüssigkeitsmenge aufgenommen werden sollte, da sich die Beschwerden sonst verschlimmern können (Vgl. Koula-Jenik et al. 2006, S. 325; Leitzmann et al. 2003, S. 27).

► **Proteine**

Der Bedarf an Proteinen steigt ab dem 4. Monat der Schwangerschaft und in der Stillzeit über den bisherigen Bedarf von 0,8 g/kg/KG an. Der Mehrbedarf ab dem 4. Schwangerschaftsmonat beläuft sich in etwa auf zusätzliche 10 g/Tag, während er sich in der Stillzeit insgesamt auf ein Plus von 15 g/Tag erhöht. Bei einem Proteinmangel sind eine erhöhte Krankheitsanfälligkeit bei der Mutter sowie vermehrte Früh- oder Fehlgeburten möglich. Für den Fetus sind die Proteine besonders mit Blick auf die Entwicklung der Organe - speziell für die Gehirnentwicklung - unverzichtbare Bausteine.

Bei einer für die Industriestaaten üblichen Ernährungsweise ist eine Unterversorgung mit Proteinen allerdings sehr unwahrscheinlich, da tendenziell eher mehr Eiweiß mit der Nahrung aufgenommen wird als schlussendlich benötigt wird (Vgl. Koula-Jenik et al. 2006, S. 322; Koletzko 2006, S. 335, Körner/Rösch 2008, S. 51).

[12] Beschwerden werden durch die Einnahme von Eisenpräparaten zusätzlich verstärkt (Vgl. Koula-Jenik et al. 2006, S. 325)

► **Lipide**

Im Gegensatz zum Proteinbedarf ist der zusätzliche Bedarf an Fett verschwindend gering. Die Empfehlung liegt bei 30 - 35 % der täglichen Energiezufuhr, was auch den empfohlenen Werten für die Allgemeinbevölkerung entspricht. Viel bedeutender sind die Zusammensetzung und die Qualität der Fette. Zu bevorzugen sind - auf Grund des hohen Anteils einfach ungesättigter Fettsäuren - v. a. pflanzliche Öle wie Raps- und Olivenöl. Für die gesunde Entwicklung des Fetus sind jedoch auch ω-3-Fettsäuren wie die α-Linolensäure (ALA) und Docosahexaensäure (DHA)[13] unverzichtbar, wovon Letztere v. a. für die Entwicklung des Gehirns und der Netzhaut im Auge von großer Bedeutung ist. Eine ausreichende Zufuhr von ω-3-Fettsäuren ist in der Schwangerschaft zudem enorm wichtig, da sie die Entwicklung des zentralen Nervensystems des Kindes unterstützt, die Fälle eines zu niedrigen Geburtsgewichtes sowie die Anzahl der Fehlgeburten reduziert und Schwangerschaftserkrankungen vorbeugen kann.[14] Die empfohlene Zufuhr von 200 mg DHA/Tag gilt auch für die Stillzeit. Eine ausreichende Zufuhr kann durch den Verzehr von fettreichen Kaltwasserfischen, oder durch die Zugabe von Supplementen erreicht werden. Hier sollte allerdings eine insgesamt zu hohe Fettzufuhr vermieden, sowie auf versteckte Fette geachtet werden, um eine zu starke Gewichtszunahme zu verhindern (Vgl. Körner/Rösch 2005, S. 22; Kasper 2009, S. 489; Gehrmann-Gödde/Gries 2001, S. 231). Die im Rahmen der Schwangerschaft angelegten Fettdepots dienen als Reserve, von der sowohl Mutter als auch Kind in der Stil-zeit zehren. Je länger ein Kind gestillt wird, desto größer ist die Chance dass die Mutter zu ihrem vorgeburtlichen Gewicht zurück kehrt (Scherbaum/Bellows 2009, S. 389; aid 2009a, S. 21).

► **Flüssigkeitshaushalt**

Gerade während der Schwangerschaft ist eine Zufuhr von genügend Flüssigkeit sehr wichtig. Wasser dient dem Körper bspw. als Lösungs- und Transportmittel von Nähr- und Abfallstoffen und ist an der Regulation der Körpertemperatur beteiligt. Nicht zuletzt durch das angestiegene Blutvolumen und das im Gewebe eingelagerte Wasser ist eine tägliche Flüssigkeitszufuhr von mind. 2 Litern anzustreben. Gut die Hälfte der Flüssigkeit sollte dabei aus den zugeführten Nahrungsmitteln stammen, der Rest in Form von alkoholfreien und möglichst kalorienfreien Getränken zugeführt werden. Am besten eignen sich dazu Trinkwasser, natriumarme Mineralwässer, sowie Kräuter- und Früchtetee und Fruchtsaftschorlen. Bei größerer körperlicher Anstrengung, Sport oder starker Hitze sollte der Flüssigkeitsbedarf entsprechend nach oben angepasst werden (Vgl. Fessler 2005, S. 86; BZgA 2006, S. 18; Körner/Rösch 2008, S. 82 ff.; DGE 1988, S. 9).

---

[13] ALA ist eine pflanzliche ω-3-Fettsäure und enthalten in Lein-, Walnuss- und Rapsöl. DHA hingegen ist eine ω-3-Fettsäure die in tierischen Nahrungsquellen, insbesondere Fischöl (Lachs, Makrele, Hering etc.) enthalten ist.

[14] Die wichtige Funktion der ω-3-Fettsäuren wurde mehrfach anhand von Studien belegt (Vgl. hierzu Küpper 1999).

3. 4 Mikronährstoffe

Der Mehrbedarf an Vitaminen und Mineralstoffen ist deutlich höher als der Energiezuschlag, weshalb vor allem die Qualität der ausgewählten Lebensmittel so wichtig ist (Vgl. aid 2003, S. 8). Wie bei allen übrigen Referenzwerten ist es nicht das Ziel, die angegebenen Werte täglich zu erreichen, sondern im Durchschnitt innerhalb einer Woche. Auch hier gelten die Empfehlungen ausschließlich für gesunde Personen (Vgl. DGE 2008, S. 7 und S. 11).

In der folgenden Tabelle ist der Tagesbedarf an Vitaminen und Mineralstoffen für nicht-schwangere Frauen dem Bedarf von schwangeren und stillenden Frauen gegenüber gestellt. Die Angaben beschränken sich auf 19 bis 50 jährige Frauen, während Empfehlungen für Männer dem Thema entsprechend an dieser Stelle nicht mehr berücksichtigt werden.

Vitamin	**Besonders geeignete Lebensmittel mit hohem Vorkommen**	**Tagesbedarf**	**Empfehlung pro Tag bei**
		Frauen (19-50 J.)	**Schwangerschaft / Stillzeit**
Retinol (A) /ß-Carotin	Vitamin A: Leber, Butter, Käse, Eigelb ß-Carotin: v. a. rote, gelbe und tiefgrüne Obst- und Gemüsesorten	0,8 mg*	1,1mg* 1,5mg*
Calciferol (D)	Eigelb, fettreicher Seefisch (Hering, Makrele), Leber, Margarine, Pilze	5 µg	5µg
Tocopherole (E)	Weizenkeimöl, Sojaöl, Maiskeimöl, Haselnüsse	12 mg*	13 mg* 17 mg*
Phyllochinon (K)	Eier, Fleisch, Milch u. Milchprodukte, Getreide, grüne Pflanzen, Obst	60 µg	60 µg
Thiamin (B1)	Hülsenfrüchte, Vollkornprodukte, Nüsse, Schweinefleisch, Bierhefe	1,0 mg	1,2 mg 1,4 mg
Riboflavin (B2)	Milch u. Milchprodukte, Fleisch, Fisch, Vollkornprodukte, Grünkohl, Brokkoli	1,2 mg	1,5 mg 1,6 mg
Niacin	In den meisten Lebensmitteln v.a. Fleisch, Fisch, Milch, Eier, Kartoffeln	13 mg*	15 mg* 17 mg*
Pantothen- säure (B5)	v.a. in Leber, Fleisch, Vollkornprodukte, Hülsenfrüchte, Milch	6 mg	6 mg
Pyridoxin (B6)	Hühnerfleisch, Schweinefleisch, Weizenkeime, Kartoffeln, Kohl, grüne Bohnen	1,2 mg	1,9 mg
Biotin (B7)	Nüsse, Haferflocken, Spinat, Sojabohnen, Linsen, Milch	30 - 60 µg	30 - 60 µg

Folat	Orangen, Erdbeeren, Blattgemüse, Kohl, Brokkoli, Blattsalate, Vollkornprodukte, Weizenkeime	400 µg*	600 µg*
Cobalamin (B12)	Fleisch (v.a. Schweineleber), Hering, Seelachs, Milch, Eier, Käse	3,0 µg	3,5 µg 4,0 µg
Ascorbinsäure (C)	Obst/Gemüse, v.a. Sanddorn, schwarze Johannisbeeren, Zitrusfrüchte, Kohl	100 mg	110 mg 150 mg

Abb. 4: Zufuhrempfehlungen verschiedener Vitamine für Schwangerschaft und Stillzeit (Modifiziert nach DGE 2008, S. 69 ff. und Hahn/Ströhle 2006, S. 95 ff.; aid 2009; Körner/Rösch 2008, S. 11 ff.) [* jeweils Äquivalent, z. B. Retinoläquivalent]

Der unterschiedliche Bedarf an Mineralstoffen ergibt sich für die entsprechenden Zielgruppen aus folgender Tabelle, wobei hier nur die besonders relevanten Nährstoffe erwähnt werden.

Mengenelement	**Besonders geeignete Lebensmittel mit hohem Vorkommen**	**Tagesbedarf** **Frauen (19-50J.)**	**Empfehlung pro Tag bei** **Schw./Stillzeit**
Kalium	Trockenobst, Bananen, Kartoffeln, Spinat, Champignons, Kohlrabi, Aprikosen, Sojabohnen	2000 mg	2000 mg
Magnesium	Milchprodukte, Geflügel, Fisch, Kartoffeln, Gemüse, Beerenobst, Bananen	300 mg	310 mg 390 mg
Calcium	Milch u. Milchprodukte, Brokkoli, Grünkohl, Nüsse, einige Mineralwässer (möglichst >150mg/l)	1000 mg	1000 mg
Phosphor	Fisch, Fleisch, Geflügel, Milchprodukte	700 mg	800 mg 900 mg
Spurenelemente			
Eisen	Fleisch (v.a. Rind), Wild, Gemüse, Vollkorngetreideprodukte, Nüsse, Hülsenfrüchte	15 mg	30 mg 20 mg
Jod	Seefische, Milch u. Milchprodukte, Eier, jodiertes Speisesalz	200 µg	230 µg 260 µg
Zink	Rind-/Schweinefleisch, Ei, Milch, Käse, Vollkornerzeugnisse	7,0 mg	10 mg 11 mg
Selen	Fleisch, Seefisch, Eier, Linsen, Spargel, Vollkornhaferflocken, Sojamehl	30 - 70 µg	30 - 70 µg

Abb. 5: Zufuhrempfehlungen ausgewählter Mineralstoffe für Schwangerschaft und Stillzeit (Vgl. DGE 2008, S. 151 ff.; Hahn/Ströhle/Wolters 2005, S. 128 ff.; aid 2009)

3. 5 Kritische Nährstoffe

Kann die notwendige Zufuhrmenge eines Nährstoffes in der Schwangerschaft nicht durch die tägliche Nahrungsaufnahme sicher gestellt werden oder ist eine ausreichende Bedarfsdeckung für die Entwicklung des Fetus von besonderer Bedeutung, wird dieser Nährstoff als „kritisch" bezeichnet. Dazu zählen gemein hin das Vitamin Folsäure sowie bei den Mineralstoffen Eisen, Jod, Zink, Calcium und Magnesium.[15] Bei einem Teil dieser genannten Stoffe kann der erhöhte Nährstoffbedarf in aller Regel durch eine ausgewogene Kost mit hohem Anteil frischer pflanzlicher Lebensmittel (idealerweise roh oder schonend gegart verzehrt) gedeckt werden. Sinnvoll ist es deshalb, Lebensmittel mit einer hohen Nährstoffdichte zu wählen, d.h. solche, die im Verhältnis zum Energiegehalt einen hohen Nährstoffgehalt aufweisen. Dazu zählen v.a. pflanzliche Lebensmittel wie Obst, Gemüse, Kartoffeln, Vollkorngetreideprodukte, aber auch mageres Fleisch, sowie fettarme Milch und Milchprodukte (Vgl. ÖGE). Bei einigen Nährstoffen ist das Erreichen des erhöhten Bedarfs jedoch kaum möglich. Dazu zählen Folat, Eisen und Jod.[16] Warum sich dies so verhält und weshalb eine genügende Zufuhr so wichtig ist, wird im Folgenden kurz erläutert.

► Folat / Folsäure

Folat ist die in pflanzlichen Lebensmitteln natürlicherweise vorkommende Form des B-Vitamins. Bei Folsäure hingegen handelt es sich um die synthetische Form des Vitamins, die über eine Bioverfügbarkeit von mehr als 90% verfügt und für Supplemente und angereicherte Lebensmittel verwendet wird (Vgl. Heseker/Stahl 2007, S. 336 f.; Suter 2008, S. 123). Folgen eines Folat - Mangels reichen von fetalen Anomalien, niedrigem Geburtsgewicht und Wachstumsstörungen über Knochenmarksveränderungen bis hin zu Neuralrohrdefekten (spina bifida) als besonders schwere Folge. Eine ausreichende Folsäurezufuhr ist besonders in den ersten vier Schwangerschaftswochen wichtig, da sich das Neuralrohr zwischen dem 15. und 28. Tag nach der Konzeption verschließt (Vgl. Hahn/Ströhle/Wolters 2005, S. 261; Koletzko/Petrzik 2004, S. 266; Gehrmann - Gödde /Gries 2001, S. 233 f.).

Empfehlung:
Frauen 19-50 J. 400 µg/d
Schwangere 600 µg/d

Frauen die eine Schwangerschaft planen, sollten deshalb schon spätestens vier Wochen vor Schwangerschaftsbeginn für eine erhöhte Zufuhr von 400 µg/Tag sorgen (Vgl. Scherbaum/Perl/Kretschmer 2003, S. 173).

[15] Je nach Literaturquelle gibt es hier unterschiedliche Angaben. Die hier aufgeführten wurden ausgewählt, da sie in dem Großteil der Literatur deckungsgleich als „kritisch" bezeichnet wurden.

[16] Bei den Ausführungen wird von einer ausgewogenen Mischkost ausgegangen, nicht aber von vegetarischer oder gar veganer Ernährungsweise, bei der in einigen Bereichen tendenziell eher eine Supplementierung erforderlich sein kann.

► Eisen

Ein Eisenmangel kann bei dem Fetus neben niedrigem Geburtsgewicht auch ein erhöhtes Risiko für Frühgeburten und Kindersterblichkeit bewirken, weshalb auf eine genügende Versorgung geachtet werden sollte (Vgl. Burgerstein 2007, S. 286).

Empfehlung

Frauen 19-50J.15 mg/d

Schwangere 30 mg/d

Um dies zu verhindern, ist ein Hämoglobinwert von > 12 g/dl (bzw. > 11 mg/dl in der Schwangerschaft und > 10 mg/dl in der Stillzeit) für Frauen wünschenswert. Die individuelle Eisenversorgung sollte immer von einem Arzt ermittelt werden, bevor selbständig zu Nahrungsergänzungsmitteln gegriffen wird. (Vgl. Gerhard/Feige 2005, S. 239) Zu beachten ist, dass das Eisen aus tierischen Lebensmitteln (3-wertig) für den Körper besser verwertbar ist als aus pflanzlichen Nahrungsmitteln (2-wertig). Doch auch die Aufnahme des Eisens aus pflanzlichen Nahrungsquellen kann durch die parallele Aufnahme von Vitamin C, Milchsäure oder Fisch-/Fleischproteinen enorm verbessert werden. Die Eisenaufnahme wird erschwert durch den gleichzeitigen Konsum von Kaffee, schwarzem Tee und bspw. Oxalaten und Phytinsäure. In der Schwangerschaft ist die Resorptionsrate durch das erhöhte Blutvolumen zudem auf 20 - 40 % erhöht, dennoch kommt es oft zu Mangelerscheinungen.

Eine Supplementierung kann als sinnvoll erachtet werden, ist jedoch umstritten, da ein „zu viel“ an Eisen ebenfalls ungünstig ist, weil hiermit u. U. ein erhöhtes Risiko für Krebs und Herzerkrankungen einher geht (Vgl. Weigt 1996, S. 282 ff.).

► Jod

Der Jodbedarf einer schwangeren Frau steigt einerseits durch die erhöhte Stoffwechselleistung und den vermehrten Verbrauch an Schilddrüsenhormonen an, andererseits durch den Sachverhalt, dass der Fetus schon ab der 12. Schwangerschaftswoche selber Jod benötigt, da er mit der Bildung von Schilddrüsenhormonen beginnt. Es wurde schon viel für die Prophylaxe eines Jodmangels getan, jedoch kommt es immer wieder zu Unterversorgung und Mangelerscheinungen, die in der Schwangerschaft schwere Störungen in der geistigen und körperlichen Entwicklung des Kindes, Entstehung von Struma oder Kretinismus sowie zu Fehl- und Totgeburten nach sich ziehen können (Vgl. Koletzko 2006, S. 337; Gerhard/Feige 2005, S. 240.; Körner/Rösch 2008, S. 26 und S. 48 ff.).

Grundsätzlich hat sich die Situation der Jodversorgung in Deutschland innerhalb der letzten Jahre zwar schon deutlich verbessert, die empfohlenen Referenzwerte werden aber in den wenigsten Fällen erreicht. Dies gestaltet sich im Übrigen als nicht ganz einfach, da Deutschland auf Grund der geologisch bedingten jodarmen Böden kein Lieferant natürlicher jodreicher Lebensmittel sein kann. Hauptsächliche Jodquelle ist stattdessen der Verzehr von Seefisch. Warnungen bezüglich hoher Quecksilbermengen in bestimmten Fischsorten aus belasteten Fanggebieten sollten nicht missachtet werden.[17] Jedoch sind bei den in Mitteleuropa üblichen Verzehrsmengen an Seefisch keine toxikologischen Wirkungen zu befürchten, so dass die Empfehlung der DGE, 2 Mal pro Woche Fisch zu konsumieren weiterhin Gültigkeit hat. Bereits 150 g Seelachsfilet decken den Tagesbedarf von 230 µg Jod. Darüber hinaus erleichtert der Verzehr von jodiertem Speisesalz und von Lebensmitteln, die künstlich mit Jod angereichert worden sind (z. B. Brot) das Erreichen der relevanten Mengen (Vgl. Gehrmann - Gödde/Gries 2001, S. 237 und S. 241).

Empfehlung

Frauen 19-50 J. 200 µg/d
Schwangere 230 µg/d

Zusätzlich zu dem mit der Nahrung aufgenommenen Jod befürwortet nicht zuletzt auch der „Arbeitskreis Jodmangel" während Schwangerschaft und Stillzeit die Supplementierung von 100 - 150 µg/Tag (Vgl. DGE 2008, S. 182).

Bei einer ausgewogenen Mischkost kommt es i. d. R. selten zu Mangelerscheinungen. Die Bedarfsdeckung der nun folgenden Nährstoffe wird daher im Zuge einer ausgewogenen Ernährung im Normalfall erreicht. Unter bestimmten Bedingungen kann es jedoch auch hier sein, dass die erforderliche Menge nicht aufgenommen werden kann. Auf mögliche Gründe sowie Auswirkungen wird nun eingegangen.

Calcium

Calcium ist unverzichtbar für zahlreiche Prozesse (z. B. für die Freisetzung von Neurotransmittern) sowie zur Stabilisierung von Knochen und Zähnen. Um einem Mangel während der Schwangerschaft vorzubeugen, ist bei der Mutter die Resorption aus dem Darm erhöht. Problematisch wird es dann, wenn die Schwangere bspw. eine Milchunverträglichkeit hat und die empfohlene Zufuhrmenge somit nicht erreicht werden kann. Der Fötus nimmt bei einer Minderversorgung keinen Schaden, da er weiterhin über die Mutter versorgt wird. Dieses bereit gestellte Calcium stammt jedoch aus ihrem Skelett, welches als Calciumspeicher dient und wodurch das Risiko erhöht wird, in späteren Jahren an Osteoporose zu erkranken (Vgl. Koletzko 2006, S. 336.)

Vitamin D

Zu einem solchen Mangel kann es speziell bei sonnenarmen Witterungsverhältnissen in der kalten Jahreszeit kommen, wenn die Schwangere bettlägerig ist oder auf Grund ihres religiösen Hintergrundes vollständig verschleiert ist. In diesen Fällen ist die Eigensynthese des

[17] Fische mit mehr als 1,0 mg Quecksilber pro kg und damit nicht empfehlenswert sind: Haifisch, Bonito, Rochen, Gemeiner Stör, Steinbeißer, Haarschwänze, Pazifischer Fächerfisch, Thunfisch, Einfarb-Pelamide, Echter Aal, Hecht, Seeteufel,Schwertfisch, Langschwänziger Speerfisch, Barsch, Heilbutt, Blauleng und Rotbarsch (Vgl. BgVV 1999).

Vitamin D vermindert, was sich nicht zuletzt auch auf die Regulation des Calciumhaushaltes auswirkt. Besonders in der Stillzeit ist eine ausreichende Versorgung mit Vitamin D sicher zu stellen (Vgl. Körner/Rösch 2008, S. 24).

Vitamin A

Der Bedarf an Vitamin A ist besonders im letzten Schwangerschaftsdrittel erhöht. Liegt ein Mangel vor, kann es zu schweren körperlichen Missbildungen des Fetus kommen. Eine Supplementierung ist jedoch nicht empfehlenswert, da eine Überdosierung teratogene Effekte haben kann. Zur Bedarfsdeckung sollten idealerweise pflanzliche Lebensmittel mit viel ß-Carotin als Vorstufe des Vitamin A heran gezogen werden, da dieses selbst bei hoher Zufuhr keine toxischen Effekte aufweist (Vgl. Hahn/Ströhle/Wolters 2005, S. 78 f.; Suter 2008, S. 243).

Resümee

Bei einer ausgewogenen Ernährung ist eine Unterstützung mit Nahrungsergänzungsmitteln nicht zwangsläufig in allen Bereichen erforderlich. In Bezug auf die meisten Vitamine und Mineralstoffe kann der erforderliche Bedarf durch die ganz normale Ernährung abgedeckt werden. Am ehesten kommt eine Supplementierung bei den Mikronährstoffen Folat und Jod, ggfs. auch bei Eisen in Frage. Hier können die erforderlichen Zufuhrmengen - je nach Ernährungsweise - mittels der täglichen Nahrungszufuhr aus o. g. Gründen meist nicht erreicht werden. Eine Auswahl der Präparate sollte jedoch nicht wahllos und selbstbestimmt erfolgen, sondern immer in Absprache mit dem betreuenden Arzt stattfinden, um eventuelle Überdosierung und damit Schaden für Mutter und Kind zu verhindern.

3. 6 Fallbeispiel

Um die oben erwähnten Zahlen und Angaben einmal in handhabbare, alltagstaugliche Mengen zu transferieren, erfolgt nun eine beispielhafte Aufstellung von Lebensmitteln, die die erforderlichen Nährstoffvorgaben pro Tag erfüllen. Trotz der erfüllten Kriterien besteht dennoch genügend Spielraum, um die eigene Ernährung abwechslungsreich nach eigenem Geschmack oder bspw. saisonalem Angebot zu gestalten.

Folgende Auflistung soll dabei als Orientierung dienen, um eine vollwertige Ernährung gemäß den Empfehlungen der DGE zu ermöglichen:

Empfehlungen für den täglichen Verzehr:

- ♦ 5 - 7 Sch. Vollkornbrot (≙ ca. 200 - 350 g)
- ♦ 1 Port. Reis / Nudeln (roh ca. 75 - 90 g; gekocht ca. 200 - 250 g) oder
  4 - 5 mittlere Kartoffeln (≙ ca. 250 – 300 g)
- ♦ je 1 Port. rohes Gemüse (≙ ca. 100 g), gekochtes Gemüse (≙ ca. 200 g) und Salat (≙ ca. 75 g)
- ♦ 2 Stücke Obst
- ♦ 0,5 l fettarme Milch (oder Kefir) und 1 Becher fettarmer Joghurt
- ♦ 2 - 3 Sch. Fettarmer Käse (bspw. Edamer)
- ♦ 2 EL Butter oder Margarine, sowie 2 EL „gutes" Pflanzenöl (≙ beides ca. 20 g)
- ♦ mind. 1,5 - 2 l Flüssigkeit (idealerweise Mineralwasser, Kräuter-/Früchtetee, ungezuckerte Fruchtsaftschorlen)

Abb. 6: Verzehrsempfehlungen pro Tag im Sinne einer vollwertigen Ernährung (Nach Gehrmann - Gödde/Gries 2001, S. 240)

Ratschlag für den Konsum pro Woche:

- ♦ 1 - 2 Port. Seefisch (≙ je 150 g)
- ♦ 2 - 3 Port. Fleisch / Geflügel (je max. 150 g)
- ♦ 2 - 3 Port. Wurst (je max. 50 g)
- ♦ max. 3 Eier

Abb. 7: Angaben für Konsummengen einer vollwertigen Ernährung pro Woche (Vgl. Gehrmann - Gödde/Gries 2001, S. 240)

Von Interesse ist u. U. weiterhin die absolute Menge an Kohlenhydraten, Fett und Eiweiß, die im Laufe eines Tages mit der Nahrung zugeführt wird. Als anschauliches Rechenbeispiel wird hier exemplarisch ein Gesamtenergiebedarf von 2450 kcal/Tag zu Grunde gelegt, in denen der schwangerschaftsbedingte Zuschlag von ca. 250 kcal schon enthalten ist. Dadurch, dass der Energiebedarf erhöht ist, steigt automatisch auch die täglich zugeführte Menge von Kohlenhydraten, aus denen idealerweise 50 - 60% der täglich benötigten Energie stammen sollten. Bei der oben fest gelegten Bemessungsgrundlage von 2450 kcal pro Tag würde dies absolut gesehen 306 - 368 g Kohlenhydrate ausmachen. Bei dieser Bemessungsgrundlage ergibt sich für die Fettzufuhr, die zwischen 30 - 35 % liegen sollte, ein absoluter Betrag von ca. 82 - 95 g pro Tag. Für die Eiweißversorgung, die sich prozentual gesehen zwischen 10 - 15 % bewegen sollte, ergibt sich ein Tageswert zwischen 60 und 92 g. Da sich insgesamt nur geringe Abweichungen im Vergleich zu den Vorgaben für nicht schwangere Frauen ergeben, lässt dies den Schluss zu, dass keine großer Aufwand erforderlich ist, um die zusätzlichen 250 kcal über die Ernährung zu zuführen. Diese notwendige Nahrungszulage während der Schwangerschaft ist bereits in einem Käsebrot oder einer kleinen Portion Müsli enthalten. Alternativ kann der Mehrbedarf auch einfach über die Aufnahme größerer Portionen bei den üblichen Mahlzeiten gedeckt werden. Etwas mehr Aufwand ist hingegen notwendig, um den z. T. erhöhten Bedarf der relevanten Vitaminen und Mineralstoffe während der Schwangerschaft durch die tägliche Ernährung zu decken. Hier empfiehlt es sich evtl. eine Nährwerttabelle zur Hand zu nehmen, um mit Blick auf die persönlichen Ernährungsdefizite eine gezielte Lebensmittelauswahl treffen zu können. (Bspw. möchte die Schwangere einer Calciumunterversorgung vorbeugen, indem sie vermehrt calciumreiche Gemüsesorten einsetzt. Kommt das jeweilige Lebensmittel jedoch gegart statt roh zum Einsatz, sind die teilweise recht hohen Garverluste an dieser Stelle zu berücksichtigen.)

4. „Erlaubt – Verboten"

Grundsätzlich sollte in der Schwangerschaft kein großer Verzicht auf bestimmte Lebensmittel vorherrschen, sondern gegessen werden was schmeckt und gut bekommt. In vielen Fällen kommt es ohnehin im Zuge der hormonellen Umstellung zu einer Veränderung des Appetits. Mit Blick auf die Gesundheit des Kindes, aber auch der Mutter ergeben sich allerdings einige Einschränkungen was Lebensmittel und Genussmittel betrifft.

4. 1 Lebensmittelinfektionen

Ein großes Thema im Zusammenhang mit der Ernährung in der Schwangerschaft ist die Gefahr, die von der Toxoplasmose und der Listeriose ausgeht. Beides sind Lebensmittelinfektionen, die für Mutter und Kind eine Gefährdung darstellen können.

► Toxoplasmose

Die Toxoplasmose zählt zu den parasitären Erkrankungen und wird durch den Erreger Toxoplasma gondii ausgelöst. Die hauptsächlichen Übertragungswege sind der Verzehr von rohem oder halb durchgegartem Fleisch, das in Berührung kommen mit rohem Fleisch bei der Zubereitung, Kontakt mit Katzenkot, sowie die „Hand-Mund-Übertragung" von Zysten. Hat sich eine Frau bereits vor der Schwangerschaft schon einmal infiziert, ist sie im Falle eines erneuten Kontakts mit dem Erreger immun, wobei dieser Immunschutz auch für das Ungeborene gilt. Meist verläuft die Infektion symptomlos und die Krankheit heilt nach einigen Wochen ohne Therapie ab. Wenn sich eine Person jedoch erstmals infiziert und es letztlich zur Erkrankung kommt, macht sich diese durch grippeähnliche Symptome bei der Mutter bemerkbar und hat ebenfalls Folgen für das Kind. Der Erreger geht bei einer bestehenden Erkrankung über die Plazenta auf den Fetus über und kann - je nach Stadium der Schwangerschaft - unterschiedlichen Schaden anrichten. Im ersten Trimenon der Schwangerschaft ist das Risiko einer Fehlgeburt am größten. Für das zweite und dritte Trimenon gilt, dass mit fortschreitendem Schwangerschaftsverlauf die Infektionswahrscheinlichkeit des Fetus zwar größer wird, das Schädigungsrisiko des Kindes jedoch abnimmt. Auch wenn das Kind ohne offensichtliche Schädigungen zur Welt kommt, kann es dennoch im weiteren Verlauf des Lebens zu sog. Spätmanifestationen (z. B. Retinochorioiditis oder Ikterus) kommen, weshalb die Erkrankung zu jedem Zeitpunkt der Schwangerschaft ernst genommen werden sollte. Um das Risiko einer Infektion zu senken sollte die Schwangere einige Maßnahmen beherzigen.

So sollte bspw.:

- ♦ auf den Verzehr von rohem oder halb durch gegartem Fleisch verzichtet werden (Sorgfältiges Durchgaren oder Tieffrieren bei -20°C über mind. 3 Tage, tötet die Erreger ab),
- ♦ nach der Zubereitung von rohem Fleisch eine gründliche Reinigung der Hände erfolgen
- ♦ auch Obst und Gemüse vor dem Verzehr gut abgewaschen werden
- ♦ bei Gartenarbeit mit Handschuhen gearbeitet werden und
- ♦ Katzenkot innerhalb von 12 Stunden aus dem Wohnbereich entfernt und die Behältnisse mit heißem Wasser gereinigt werden - beides möglichst von anderen Personen

(Vgl. Koula-Jenik et al. 2006, S. 161; Neumann 2005, S. 422 ff.).

► Listeriose

Bei der Listeriose handelt es sich um eine bakterielle Infektion, die durch den Erreger Listeria monocytogenes verursacht wird. Die Übertragung erfolgt über den Verzehr von Rohmilch/Rohmilchkäse und rohe (und auch geräucherte) Fleisch- und Fischwaren, sowie durch den Kontakt mit infizierten Tieren und kontaminiertem Erdboden. Auch hier kommt es bei Menschen mit intaktem Immunsystem nur gelegentlich zu einer Infektion und noch seltener zu einer Erkrankung, die sich durch leichte Grippesymptome äußert. Eine Immunität nach einmaliger Infektion mit Listerioserregern besteht nicht. Besonders anfällig sind speziell Immungeschwächte Personen und Schwangere, die einem 12 fach höheren Erkrankungsrisiko ausgesetzt sind. Infiziert sich ein erwachsener Mensch und kommt es zum Ausbruch der Krankheit, reichen die Folgen von grippeähnlichen Erkrankungen und Fieberschüben, über Harnwegsinfektionen bis hin zu Sepsis und Meningitis mit Todesfällen. Eine Infektion in der Schwangerschaft wirkt sich über die Plazenta auf den Fetus aus und kann zur Fehl- oder Frühgeburt führen (Vgl. Koula-Jenik et al. 2006, S. 154; Neumann 2005, S. 418 f.). Um sich und das Kind zu schützen, sollten Schwangere auf den Verzehr von Rohmilchprodukten, rohen Fleisch- und Fischerzeugnissen und vorgeschnittenen, abgepackten Salaten verzichten und bei dem Konsum von Schnittkäse die Rinde zuvor entfernen. Es empfiehlt sich außerdem, Salat, Obst und Gemüse vor der Zubereitung sehr gründlich zu waschen und auf besondere Hygieneverhältnisse bei der Fleisch- und Fischverarbeitung zu achten (Vgl. Stein/Brodt 2006, S. 243).

4. 2 Genussmittel

Im Vergleich zu den beiden o. g. Bakterien, die nicht mit bloßem Auge ersichtlich sind, gibt es dagegen auch Substanzen, deren Zufuhr und Konsum die werdende Mutter zum Wohle ihres Kindes im Rahmen ihrer Ernährungs- und Lebensgewohnheiten bewusst steuern kann. Hierzu zählen: Koffein, Nicotin sowie Alkohol.

► **Koffein**

Uneinigkeit herrscht immer noch darüber, ob in der Schwangerschaft koffeinhaltige Getränke und Lebensmittel konsumiert werden sollten oder lieber nicht. Einigen Angaben zufolge ist die vollständige Vermeidung derartiger Getränke während der Schwangerschaft angebracht, während an anderer Stelle die Zufuhr einer begrenzten Menge als durchaus vertretbar angesehen wird. In Deutschland liegt der aktuelle Grenzwert für die „erlaubte" Koffeinzufuhr in dieser Lebensphase derzeit bei ca. 300 mg/Tag (Vgl. Suter 2008, S. 344; Food Standard Agency 2008). In der Literatur gibt es jedoch vermehrt Hinweise darauf, dass die Aufnahme von Koffein (auch < 300 mg/Tag) in der Schwangerschaft das Risiko einer Fehlgeburt, sowie das Risiko von Fehlbildungen erhöht und/oder zu einem niedrigeren Geburtsgewicht führen kann.[18] Problematisch ist die Tatsache, dass die Höhe des Koffeinspiegels im Blut des Fetus dem der Mutter gleicht. Das Koffein kann also die Plazentaschranke überwinden und so auf den Fetus über gehen, dieser ist aber noch nicht in der Lage, den Stoff genauso schnell abzubauen wie die Mutter, da noch nicht alle Enzyme vollständig verfügbar sind (Vgl. Weng/Odouli/Li 2008, S. 279 e1 ff.; Christian/Brent 2001, S. 51 ff). Ein abschließendes und eindeutiges Ergebnis bezüglich des Einflusses von Koffein auf die Entwicklung des Ungeborenen gibt es derzeit noch nicht, weshalb weiterhin die o. g. Empfehlung der britischen Food Standards Agency (FSA) gilt.

► **Nicotin**

Umso mehr ist dafür bekannt, welche negativen Einflüsse das Rauchen während der Schwangerschaft auf die Entwicklung des Kindes hat. Dadurch, dass das Nicotin über die Plazenta auf den Fetus übergeht, kommt es schon an dieser Stelle zu Durchblutungsstörungen, wodurch der Sauerstoffanteil im Blut reduziert wird und es zu einer Unterversorgung des Fetus kommt. Darüber hinaus ist das Risiko für Früh- und Fehlgeburten sowie den plötzlichen Kindstod in den ersten Lebenswochen durch den Tabakkonsum stark erhöht und die Wahrscheinlichkeit, dass das Kind mit einem zu niedrigen Geburtsgewicht zur Welt kommt, steigt an. Ebenfalls kann die Entstehung von Allergien und Lungenschäden begünstigt werden und es ist eine Störung der Gehirnentwicklung und daraus folgenden Verhaltensstörungen möglich, weshalb auf das Rauchen die gesamte Schwangerschaft (und auch die Stillzeit) über konsequent verzichtet werden sollte (Vgl. Fessler 2005, S. 89; Walker 2007, S. 116; Friese et al. 2009, S. 57 f.).

[18] Für weitergehende Informationen siehe auch Signorello/McLaughlin 2004 und Browne 2006.

► Alkohol

Analog verhält es sich mit der Zufuhr von Alkohol in dieser Zeit. Zwar ist weitgehend bekannt, welche negativen Folgen der Fetus durch starken Alkoholkonsum davon tragen kann, dennoch werden pro Jahr immer noch ca. 1800 Kinder mit diesbezüglichen Schädigungen geboren. Die möglichen Konsequenzen reichen dabei von neurologischen Erkrankungen und erhöhtem Risiko von Früh- und Fehlgeburt über geistige Störungen bis hin zu starken Fehlbildungen vor allem im Gesicht- und Kopfbereich (Vgl. Friese et al. 2009, S. 55 f.). Die extremste Form der alkoholbedingten Fetusschädigungen ist das „fetale Alkoholsyndrom" (FAS), das sich durch Gesichtsveränderungen, Wachstumsverzögerungen, geistige Retardierung und Beeinträchtigungen des Zentralnervensystems auszeichnet (Vgl. DGE 2009 a, S. 3 und S. 6 ff.; Walker 2007, S. 115). Die Datenlage einiger Studien ist allerdings eher schwach, wenn es darum geht zu sagen, wie sich ein moderater Alkoholkonsum auf die fetale Entwicklung auswirkt (vor allem in den ersten Wochen, in denen eine Schwangerschaft oft noch gar nicht bekannt ist).[19] Einigen Studien zufolge wirkt sich schon ein geringer Alkoholkonsum negativ auf die Entwicklung des Kindes aus, während dieser Zusammenhang bei anderen Studien nicht gegeben ist. Ergeben hat sich bspw., dass bei einem täglichen Genuss von 16 g Alkohol nicht häufiger Kinder mit Fehlbildungen geboren werden als bei absolutem Verzicht. Eine klare Aussage, ob das Risiko für Fehlgeburten dabei erhöht ist, lässt sich dagegen nicht sicher treffen. Es kann jedoch eine Beziehung zwischen Alkoholkonsum und kindlichen Verhaltensauffälligkeiten fest gestellt werden (Vgl. DGE 2009 a, S. 2. und S. 14). Der Alkohol geht auch hier über die Plazenta in den Blutkreislauf des Fetus über. Hier wirkt er vor allem auf sein Nervengewebe und die Proteinsynthese toxisch, so dass sich eine Dosis für eine sichere Zufuhr aus den vorliegenden Ergebnissen nicht ableiten lässt, sondern nach wie vor idealerweise vollständig auf die Aufnahme von Alkohol verzichtet werden sollte (Vgl. DGE 2009 a, S. 16 f.; Friese et al. 2009, S. 57). Selbiges gilt selbstverständlich auch für den Konsum von Drogen.

---

[19] Die akzeptable Menge an reinem Alkohol liegt entsprechend der D-A-CH-Referenzwerte bei 10g/Tag für nicht schwangere Frauen. Wobei ausdrücklich anzumerken ist, dass Alkohol nicht täglich getrunken werden soll (Vgl.DGE 2008, S. 66).

5. Schwanger, nicht krank – wie viel Sport ist gut?

Lange Zeit galt die Auffassung, dass eine schwangere Frau sich schonen und bei körperlichen Aktivitäten in diesem Zeitraum zurückhalten sollte, um sich und dem Ungeborenen keinen Schaden zu zufügen. Erst zu Beginn der 30er Jahre des letzten Jahrhunderts kam es diesbezüglich zu einem Umdenken. Möglicherweise hängt dies u. a. auch mit dem insgesamt sehr langen, steinigen Weg zusammen, den die Frauen gehen mussten, um in der eher männlich geprägten Sportwelt Fuß fassen zu können. Immerhin durften Frauen im Jahr 1912 erstmals an einigen (Schwimm-)Disziplinen der olympischen Spiele teilnehmen. Bis eine Frau jedoch erstmals offiziell bei einem Marathon zugelassen und in die Wertung aufgenommen wurde, waren jahrzehntelanger Widerstand und Hartnäckigkeit notwendig. Zwar liefen - unerlaubterweise - immer wieder Frauen mit und erreichten außerordentlich gute Zeiten, tauchten aber letztlich nicht im Reglement der Teilnehmenden auf. Am Ende dieser kleinen Revolution (1972/1973) stand die offizielle Marathon-Teilnahmeerlaubnis für Frauen (Vgl. Kellner 2002, S. 12 f.). Ähnlich mühsam vollzog sich der der Prozess des Umdenkens bezüglich des Themas „Sport in der Schwangerschaft".
Sport und Ernährung sind ganz allgemein mit Blick auf einen gesunden Lebensstil untrennbar miteinander verbunden. Heute ist weitgehend bekannt, dass sich ein gewisses Maß an körperlicher Aktivität[20] positiv auf die Gesundheit von Mutter und Kind auswirkt, sofern die Aktivitäten an die neue Situation angepasst werden. Die sportliche Betätigung ist insgesamt förderlich für die Gesundheit und das Wohlbefinden der Frau, kann aber auch mit dem Ziel eines einfacheren Schwangerschaftsverlaufs und einer schmerzärmeren und schnelleren Geburt erfolgen (Vgl. Walker 2007, S. 165 f.; Bung 1999, S. 387). Oft beginnen Frauen auch erstmals in der Schwangerschaft, sich mit Ernährung und einem gesunden Lebensstil auseinander zu setzen und entwickeln ein umfassendes Gesundheitsbewusstsein. Vor allem aber möchten Frauen, die schon vor der Gravidität regelmäßig sportlich aktiv waren, ihre Fitness weitgehend beibehalten. Grundsätzlich ist dagegen nichts einzuwenden, wenngleich auf Grund der besonderen Umstände einigen Besonderheiten und Vorsichtsmaßnahmen Beachtung zu schenken ist (Vgl. Korsten - Reck/Marquard/Wurster 2009, S. 117). Jede werdende Mutter sollte sich deshalb idealerweise damit auseinander setzen - und eventuell mit dem behandelnden Arzt besprechen - welche Sportarten in welcher Intensität und mit welcher Häufigkeit für sie geeignet sind. Zuvor findet eine kurze Betrachtung der anatomischen und

[20] Unter „körperlicher Aktivität" soll hier die Ausübung eines moderaten Sportprogramms i. S. v. alltäglichem Breitensport verstanden werden. Die Bezeichnung „Sport" wird daher im weiteren Verlauf als Synonym verwendet und beschreibt nicht etwa leistungsorientierte körperliche Aktivität wie (Hoch-)Leistungssport.

metabolischen Veränderungen statt, die für die Durchführung eines moderaten Sportprogramms bedeutsam sind.

5. 1 Physiologische und metabolische Veränderungen des weiblichen Körpers

Im Laufe der Schwangerschaft finden am und im Körper der Frau zahlreiche Veränderungen statt, wozu eine Vielzahl von Anpassungsmechanismen sowie anatomische und hormonell bedingte Wandlungen gehören. Folgende Veränderungen beeinflussen die körperliche Leistungsfähigkeit und sind deshalb im Hinblick auf die Ausübung sportlicher Aktivitäten besonders relevant:

- ♦ Zunahme von Körpergewicht, sowie Verlagerung des Körperschwerpunktes nach vorne
- ♦ Erhöhte Flexibilität von Bändern und Gelenken
- ♦ Steigerung des Blutvolumens und damit der Herzaktivität sowie erhöhte Venenkapazität
- ♦ vermehrter Sauerstoffbedarf und Vergrößerung des Atemzugvolumens
- ♦ erschwerte Thermoregulation

(Vgl. Bung 1999, S. 388)

5. 2 Resultierende Konsequenzen für die Ausübung sportlicher Aktivitäten

Jede der o. g. Wandlungen beeinflusst in irgendeiner Form die Beweglichkeit der Schwangeren. Welche Einschränkungen sich aus den einzelnen Punkten ergeben und welche Vor- und Nachteile moderates Training hat, wird im Folgenden beschrieben.

►Gewichtszunahme und veränderter Körperschwerpunkt

Die offensichtlichste Veränderung ist wohl die Gewichtszunahme, die (je nach vorgeburtlichem Gewicht) in den meisten Fällen zwischen ca. 9 und 18 kg beträgt (Vgl. Koula-Jenik et al. 2006, S. 321). Ebenfalls mit bloßem Auge erkennbar und untrennbar mit dem zusätzlichen Gewicht verbunden, ist die Verlagerung des Körperschwerpunktes nach vorne. Dabei ziehen sich Hals- und Lendenwirbelsäule mehr nach vorne, während sich der obere Bereich der Brustwirbelsäule nach hinten neigt, wodurch die Holkreuzhaltung verstärkt wird und die Entstehung von Rückenschmerzen begünstigt wird. Diese Verschiebung der Wirbelsäule resultiert aus dem Mehrgewicht v. a. im Brust- und Bauchbereich und gleicht den nach vorne verlagerten Körperschwerpunkt aus (Vgl. Balaskas /Gordon 2004, S. 49 f.; Bung 1999, S. 388). Bereits ganz alltägliche Tätigkeiten wie z. B. das Erledigen der Hausarbeit oder das Steigen von Treppen, fallen durch das zusätzliche Körpergewicht und den eingeschränkten

Bewegungsspielraum deutlich schwerer als im nicht schwangeren Zustand. Wichtig ist jedoch, trotz evtl. abnehmender Ausdauer körperlich aktiv zu bleiben und die Bewegungen den neuen Umständen entsprechend anzupassen. Möglicherweise werden nun Sportarten, bei denen das komplette Körpergewicht getragen werden muss und die Gelenke stärker belastet werden (z. B. Laufen/Joggen), zu anstrengend (Vgl. Walker 2007, S. 168). Eine zusätzliche Schwierigkeit kann in dem größer werdenden Bauchumfang bestehen, wodurch das Aufsetzen der Füße im Prinzip „blind" erfolgt, da die Schwangere dies nicht mehr sichtbar kontrollieren kann. Durch diesen unsicherer gewordenen Gang ist automatisch auch die Sturzgefahr erhöht, was bei der Auswahl der ausgeübten Bewegungsform berücksichtig / nicht vernachlässigt werden sollte (Vgl. Korsten-Reck/Marquard/Wurster 2009, S. 118). Müssen derartige Besonderheiten berücksichtigt werden, kann auf Sportarten wie Schwimmen oder Aquagymnastik ausgewichen werden, wobei das Körpergewicht überwiegend vom Wasser getragen wird. Alternativ eignen sich auch Radfahren bzw. Spinning, da dies z. T. im Sitzen erfolgt und dadurch ebenfalls entlastende Wirkung hat. Als Ergänzung zum eher dynamischen Ausdauertraining bieten sich selbstverständlich immer Kräftigungsübungen oder Gymnastikeinheiten an, von denen i. d. R. ein geringeres Verletzungsrisiko ausgeht.

Ein weiterer Vorteil von moderatem Training besteht - neben dem Erhalt der allgemeinen Fitness und einem besseren Körpergefühl - darin, einer zu starken Gewichtszunahme während der Schwangerschaft tatkräftig entgegen zu wirken. Zudem erreichen sportlich aktive Frauen nach der Entbindung schneller und leichter wieder ihr vorgeburtliches Ausgangsgewicht (Vgl. Korsten - Reck 2010, S. 97).

► Erhöhte Flexibilität von Bändern und Gelenken

Hormonell bedingt[21] kommt es in der Schwangerschaft zur Auflockerung von Bindegewebe (v. a. im Beckenbereich), Bändern und Gelenken und damit zur schnelleren Überstreckbarkeit von Sehnen und Bändern. Hierdurch und durch die veränderte Gelenkstellungen sowie das Mehrgewicht, welches auf ihnen lastet, erhöht sich ebenfalls die Verletzungsgefahr. Eine Schwierigkeit besteht darin, dass der Arzt die zugezogenen Sportverletzungen (z. B. einen Bänderriss oder einen Knochenbruch) nicht untersuchen und behandeln kann wie bei nicht schwangeren Personen, da von dem Einsatz von Röntgenstrahlen, Medikamenten oder Narkosemitteln immer ein ernst zu nehmendes Risiko für die Schwangerschaft und speziell die Gesundheit des Kindes ausgeht. Ist darüber hinaus eine Ruhigstellung über mehrere Tage von Nöten, ist auch das Thromboserisiko erhöht (Vgl. Reck 2010, S. 98).

Dennoch gilt auch hier: eine kontinuierliche Ausführung eines geeigneten Sports verbessert Koordination sowie Bewegungssicherheit und hilft, eventuellen Haltungsschäden vorzubeugen.

---

[21] Bedingt durch das Peptid-Hormon Relaxin und Östrogene (Vgl. Korsten-Reck/Marquard/Wurster 2009, S.117)

► **Veränderungen des Kreislaufes und der Atemphysiologie**

Diese sog. kardiovaskulären und respiratorischen Veränderungen resultieren ebenfalls aus der Hormonumstellung im Körper. Davon ausgehend kommt es zu einer Erweiterung der Blutgefäße und damit zu einem veränderten Blutfluss (Veränderung der Hämodynamik). Die relative Abnahme des umlaufenden Blutvolumens bewirkt eine verstärkte Natrium- und Wasser-Rückresorption, wodurch das Plasmavolumen letztlich zunimmt. Auch die Anzahl der Erythrozyten erhöht sich. Die Zunahme ist relativ gesehen jedoch geringer als die des Plasmavolumens, wodurch es im Prinzip zu einer „Verdünnung" des Blutes kommt. Der Hämatokrit[22] sinkt ab, wodurch sich schließlich die Fließeigenschaften des Blutes (sog. Rheologie) verbessern (Vgl. Korsten-Reck/Marquard/Wurster 2009, S. 117 f.). Durch das gesteigerte Plasmavolumen sind die Herzfrequenz und das Herzschlagvolumen erhöht, wodurch auch das Herzminutenvolumen[23] ansteigt. Insgesamt vergrößert sich das umherfließende Blutvolumen um ca. 40%. Ein erheblicher Teil davon befindet sich allerdings in den Venen, die nun über mehr Fassungsvermögen verfügen. Diese Weitstellung der Gefäße zieht im ersten Schwangerschaftsdrittel eine Senkung des systolischen Blutdrucks um ca. 12 mmHg und des diastolischen um ca. 10 - 20 mmHg nach sich (Vgl. Koch/Hanrath 2005, S. 36 f.). Die respiratorischen Veränderungen basieren auf dem erhöhten Ruhe-Sauerstoffbedarf und bestehen in einer Zunahme des Atemminutenvolumens (ca. 20 - 50 %) und des Atemzugvolumens von ca. 450 ml auf 600 ml. Die hier stattfindenden Adaptionsprozesse sind mit einem Ausdauertraining vergleichbar (Vgl. Virchow 2005, S. 98; Korsten-Reck 2010, S. 96).

Für die Bewegung in der Schwangerschaft ergibt sich daraus die Empfehlung für ein moderates Ausdauertraining im aeroben Bereich, welches sich in regelmäßigen Abständen wiederholt. Findet die körperliche Aktivität vermehrt im anaeroben Bereich statt, kommt es durch die stattfindende Blutumverteilung zu einer stark erhöhten Durchblutung der beanspruchten Muskulatur, während die uterine und renale Durchblutung abnimmt. Dies kann eine Blutunterversorgung des Fetus sowie eine Verlangsamung seiner Herzfrequenz zur Folge haben, weshalb dieser Trainingsbereich unbedingt gemieden werden sollte. Geregeltes Training im aeroben Bereich vermindert außerdem das Entstehungsrisiko für Thrombose und Krampfadern und verbessert die Blutversorgung und das Wachstum der Plazenta (Vgl. Korsten-Reck 2010, S. 97 ff.).

---

[22] Der Hämatokrit hängt hauptsächlich von der Menge der Erythrozyten ab und beschreibt den Anteil der zellulären Anteile im Blut (Vgl. Elmadfa/Leitzmann 2004, S. 575).

[23] Herzminutenvolumen ist das Produkt aus Herzfrequenz und -schlagvolumen (Vgl. Koch/Hanrath 2005, S .36).

► **Thermoregulation**

Durch die körperliche Anstrengung kommt es zur vermehrten Wärmeproduktion, wodurch die Temperatur im Körperinneren deutlich über 37°C ansteigen kann. Die Körpertemperatur wird im Normalfall über das Schwitzen (Transpiration) und die Atmung (Respiration) reguliert. In vereinzelten Fällen können vor allem intensive Langstreckenläufe einen Anstieg auf ca. 41°C verursachen. Folge von einer stark erhöhten Temperatur[24] ist eine verstärkte Durchblutung der Haut mit einhergehender Minderdurchblutung des Uterus, wodurch der Fetus u. U. kurzzeitig nicht ausreichend versorgt wird. Dies kann im späteren Schwangerschaftsverlauf eventuell auch zu vorzeitigen Wehen führen. Dazu kommt die Eigenschaft, dass das Ungeborene selbst nicht in der Lage ist, die o. g. Maßnahmen zur Thermoregulation durchzuführen und somit von der Körpertemperatur der Mutter abhängt. Als potentielle Folgen einer erhöhten fetalen Körpertemperatur werden ihr Fehlbildungen im ersten Trimenon mit Neuralrohdefekten als Konsequenz sowie ein teratogener Effekt zugeschrieben[25]. Die erschwerte Thermoregulation stellt oft den am meisten gefürchteten Risikofaktor im Zusammenhang mit Sport in der Schwangerschaft dar. Beruhigend kann an dieser Stelle angemerkt werden, dass der Fetus durch einen sog. thermoregulativen Effekt der Schwangerschaft einen gewissen Schutz vor Überhitzung erhält. Dieser Effekt beruht u.a. auf der hormonell bedingten Tonusabnahme der glatten Muskulatur, der damit einhergehenden Gefäßerweiterung und der resultierenden Wärmeabgabe über die Haut sowie auf verstärktem Schwitzen und erhöhter Temperaturabgabe über das gestiegene Atemvolumen. In diesem Zusammenhang ist erwähnenswert, dass Saunagänge von bis zu 10 Minuten akzeptabel sind, da die Körpertemperatur (axillär gemessen) unter Beachtung der gegebenen Restriktion im Durchschnitt lediglich von 36,4°C auf ca. 37,7°C ansteigt (Vgl. Bung 1999, S. 389; Korsten-Reck/Marquard/Wurster 2009, S. 118).

Als Trainingsempfehlung leitet sich hieraus ebenfalls ab, dass ein moderates Training unterhalb der anaeroben Schwelle ideal geeignet ist, um in den Genuss der Vorteile der sportlichen Aktivität zu kommen, ohne dem Risiko einer Schädigung des Fetus vor Überhitzung ausgesetzt zu sein.

►**Einfluss von Bewegung auf Psyche und Schwangerschaftsbeschwerden**

Neben zahlreichen positiven Einflüssen auf den Körper hat die sportliche Aktivität eben solche Wirkungen auf die Psyche und das seelische Wohlbefinden. Es gibt sogar Studien die

[24] Hohes Fieber über mehrere Tage in der Frühschwangerschaft hat den gleichen Effekt wie eine Temperaturerhöhung durch körperliche Aktivität.

[25] Der teratogene Effekt wurde bisher primär nur bei Tierversuchen ab Temperaturen von 39,2°C bzw. 40°C beobachtet, beim Menschen im Gegensatz dazu nur in Einzelfällen. Von einem Zusammenhang wird aber mit großer Wahrscheinlichkeit ausgegangen.

eine Reduktion von Angst- und Depressionsgefühlen durch regelmäßiges Training belegen. Zu begründen ist dieses in Teilen durch die vermehrte Ausschüttung von Endorphinen, aber auch dadurch, dass der Sport dem Abbau von Stress (v. a. auch emotionalem Stress) dient, wodurch sich eine oft körperliche und seelische Ausgeglichenheit einstellt.

Auch im Hinblick auf die physische und psychologische Vorbereitung auf die Geburt kann regelmäßiger Sport förderlich sein. Zwar sind die Aussagen vieler Untersuchungen nicht eindeutig, ob sich nun körperliche Aktivität verkürzend auf die Entbindungsdauer und steigernd auf das kindliche Geburtsgewicht auswirkt, jedoch ergeben sich Vorteile der Schmerzbewältigung während der Entbindung. Letzteres ist ebenfalls durch die erhöhte Endorphinausschüttung zu erklären, wodurch eine geringere Gabe von Schmerzmitteln notwendig wird und auch die individuelle Schmerzäußerung abnimmt (Vgl. Kirschner 2009, S. 73; Bung 1999, S. 390; Stevenson 1997, S. 99 ff.).

Durch die erhöhte körperliche Leistungsfähigkeit sportlich aktiver Frauen wird oft auch ein einfacherer Schwangerschaftsverlauf erzielt. Dies impliziert, dass die charakteristischen Begleiterscheinungen wie plötzliche Stimmungsschwankungen oder sogar Depressionen, Beinkrämpfe, Krampfadern, Verstopfung oder Schlafstörungen seltener vorkommen als bei inaktiven Frauen. Das Einbauen von regelmäßigen Trainingseinheiten in den Alltag, fällt vielen oft ab dem zweiten Schwangerschaftsdrittel leichter, wenn die Beschwerden wie Antriebslosigkeit, Müdigkeit und Übelkeit nachlassen bzw. oft auch vollständig verschwunden sind.

Zudem besteht in den ersten 12 Wochen der Schwangerschaft vermehrt die Gefahr einer Hypoglykämie (Unterzuckerung), welche durch das Erbrechen oder Auslassen von Mahlzeiten auf Grund von Übelkeit zusätzlich verstärkt werden kann. Auch zu diesem Zeitpunkt ist es jedoch keinesfalls zu spät, sich geregelt zu bewegen und fit zu bleiben. Auf diese Weise kann nämlich die Gewichtszunahme während der Schwangerschaft reguliert werden, so dass sich die erhöhte Fitness auch nach der Schwangerschaft noch positiv auswirkt, indem z. B. das Erreichen der vorschwangerschaftlichen Figur erleichtert wird.

Das Auftreten von Inkontinenz im späteren Schwangerschaftsverlauf wurde ebenfalls seltener beobachtet, oder trat erst zu einem deutlich späteren Zeitpunkt der Gravidität auf. Letzteres ist zwar eine eher organische Beschwerde, kann sich aber mitunter auch auf das psychische Befinden auswirken (Vgl. Korsten-Reck 2010, S. 97; Walker 2007, S. 168; Stevenson 1997; S. 102; Gehrmann - Gödde/Gries 2001, S. 230).

5. 3 Trainingsempfehlungen

Wird von Trainingsempfehlungen gesprochen, können selbstverständlich keine pauschalen „Bewegungspläne“ zum Einsatz kommen. Vielmehr sollte ein allgemeiner Ratschlag mit per-

sönlichen Belangen kombiniert werden, um das Bewegungsprogramm unter Berücksichtigung eventueller Besonderheiten gut auf die Schwangere abzustimmen.
Letztlich sollten Faktoren wie z.B. der allgemeine Lebensstil, das Alter, die vorhandene Grundfitness, der Zeitpunkt der Schwangerschaft oder sonstige externe Faktoren berücksichtigt werden, wodurch sowohl die Schwangerschaft selbst, als auch das Erleben der körperlichen Aktivität zu einer ganz privaten und individuellen Angelegenheit wird (Bung 1999, S. 390).

5. 3. 1 Ganzheitliches Training

Grundsätzlich lässt sich feststellen, dass sich unterschiedliche Sportarten auch unterschiedlich auf den Körper auswirken, weshalb es ratsam ist, verschiedene Bewegungsformen miteinander zu kombinieren. Die körperliche Aktivität in der Schwangerschaft sollte möglichst ganzheitlich sein und folgende Komponenten beinhalten:

- Ausdauersportarten (z. B. Laufen, Schwimmen, Radfahren / Spinning):
  um eine Grundkondition zu halten oder eine allgemeine Fitness zu erhalten und das Herzkreislauf- und Atmungssystem zu trainieren

- Kräftigungsübungen (z. B. an Geräten, mit Hanteln, einem Flexiband oder gegen einen andersartigen Widerstand[26]):
  zum gezielten Training bestimmter Muskelgruppen, um eine Straffung und Kräftigung, so wie eine bessere Körperhaltung zu erreichen

- Beweglichkeitsübungen (z. B. Gymnastik, Dehnungsübungen, Yoga):
  um Bänder und Gelenke beweglich und Muskeln geschmeidig zu halten, wodurch flüssige Bewegungen erzielt werden und eventuellen Muskelversteifungen und andersartigen Verletzungen vorgebeugt werden kann (Vgl. Walker 2007, S. 167)

Um einen Gegenpol zur Aktivität zu schaffen, eignen sich selbstverständlich auch Entspannungs- und Atemübungen (Yoga, Meditation etc.) als Ergänzung.

[26] Bspw. in Form von Aquagymnastik gegen den Widerstand des Wassers, oder gegen den bloßen Widerstand der Schwerkraft, wenn Übungen ganz ohne Hilfsmittel durchgeführt werden.

5. 3. 2 Empfehlungen für Art und Ausmaß der Belastung

Prinzipiell sollte in der Schwangerschaft mehr ein Erhalt der Körperfitness als eine Verbesserung angestrebt werden. Das heißt jedoch nicht, dass bisher eher inaktive Frauen gänzlich auf Aktivitäten verzichten sollen. Um eine Grundfitness trotz Schwangerschaft aufzubauen, sollte die Frau ihr Bewegungspensum nach und nach auf ca. 30 Min erhöhen und wenn möglich 3 - 4 Mal in der Woche ausüben. Frauen, die bis zur Gravidität sportlich aktiv waren, können ihre Aktivität unter Berücksichtigung der o. g. Vorsichtsmaßnahmen und Hinweisen fortsetzen, sofern keine Gegenanzeichen auftreten. Bei Leistungssportlerinnen empfiehlt sich hingegen eine Reduktion des Trainingsumfangs bzw. wenigstens ein Verzicht auf Maximaltraining. Für ein moderates Training gibt es einige allgemeingültige Empfehlungen. Bei deren Einhaltung und unter Berücksichtigung der speziellen Hinweise zum Sport in der Schwangerschaft, können dadurch auch die genannten Risiken für den Fetus und für die Mutter reduziert werden.

Empfehlungen für ein moderates Training während der Schwangerschaft:

- Training, welches zur Förderung von Gesundheit und Fitness eingesetzt wird, sollte immer im aeroben Bereich[27] stattfinden. Hier eignet sich ein moderates Ausdauertraining von ca. 30 Minuten etwa 2 - 3 Mal pro Woche. Dies gilt im Übrigen auch für nicht schwangere Gesundheits- und Breitensportler. Als alltagstaugliche Regel, die keine Berechnung auf Basis der Herzfrequenz notwendig macht, hat sich der sog. „Talk-Test" erwiesen. Danach gilt, dass Bewegung im aeroben Bereich stattfindet, solange sich noch normal unterhalten werden kann, ohne zu stark außer Atem zu kommen. Sport im anaeroben Bereich ist speziell in der Schwangerschaft ungeeignet, da durch die starke Belastung die Sauerstoffversorgung des Fetus unzureichend sein kann (Vgl. Korsten-Reck/Marquard/Wurster 2009, S. 119 f.; Bung 1999, S. 391).

- Die ergänzenden Kräftigungsübungen sollten ebenfalls 2 - 3 Mal pro Woche für etwa 30 Minuten durchgeführt werden, wobei hier mit Blick auf ein ganzheitliches Training möglichst alle großen Muskelgruppen erfasst werden sollten. Es empfiehlt sich, das Hauptaugenmerk auf viele Wiederholungen zu legen und stattdessen die Gewichte und Wiederstände gering zu halten (Vgl. Korsten-Reck 2010, S. 100).

[27] Aerober Bereich meint hier den Bereich „Grundlagenausdauer 1" (GA1), bei dem Bewegungen bei 70 - 75 % der max. Herzfrequenz ausgeübt werden. Dem Blutkreislauf steht bei dieser Belastung ausreichend Sauerstoff zur Verfügung und entstehendes Laktat wird vollständig wieder abgebaut. Speziell für Schwangere eignet sich auch ein Trainingslevel bei 60 – 70 % der max. Herzfrequenz, welches definitionsgemäß dem „Regenerationstraining" zu zuordnen ist (Vgl. Beck 2010, S. 76).

■ Des ACOG zu Folge sollte ein Training ca. 30 Minuten umfassen und an den meisten Tagen in der Woche stattfinden (Vgl. ACOG 2002). Ob dabei nun anteilig mehr Ausdauer oder Kraft trainiert wird, sollte jede Schwangere von ihrem Körpergefühl, ihrer derzeitgen Gesundheit und ihren bisherigen Sportgewohnheiten und -vorlieben abhängig machen Bei jeder sportlichen Betätigung ist auf eine ausreichende Flüssigkeits- und Kohlenhydratzufuhr zu achten und Wert auf richtige Atmung zu legen.

■ Sportverzicht bei Kontraindikationen
Treten gesundheitliche Beschwerden oder Risikofaktoren auf, geht die Gesundheit der Mutter und v. a. auch des Kindes vor. In folgenden Fällen sollte auf jegliche Art von Sport streng verzichtet werden: bei vorliegenden Herzerkrankungen, Bluterkrankungen (Anämien etc.), eingeschränkter Lungenfunktion, akuten Infektionserkrankungen, Bluthochdruck, Uterusfehlbildungen oder -blutungen, vorzeitigem Blasensprung, bei Fehlgeburten bei voran gegangenen Schwangerschaften, bei erhöhtem Risiko für vorzeitige Wehen, bei diagnostizierter Retardierung oder verminderten Kindsbewegungen, bei Schwäche des Gebärmutterhalses, Fehllage der Plazenta, angeschwollenen Extremitäten, Präeklampsie oder auch bei allgemeinem Unwohlsein oder Kopfschmerzen (Vgl. Bung 1999, S. 391; Korsten-Reck/Marquard/Wurster 2009, S. 120).

5. 3. 3 Geeignete und ungeeignete Sportarten in der Schwangerschaft

■ Empfehlenswert sind körperliche Aktivitäten wie Joggen, (Nordic) Walking, Gymnastik, angemessenes Krafttraining an Geräten oder mit Gewichten oder - evtl. speziell zu fortgeschrittenem Zeitpunkt in der Schwangerschaft - leichtere Bewegungen wie Spazieren gehen oder Wandern. Radfahren bzw. moderates Spinning sind ebenfalls sehr empfehlenswert, da das Körpergewicht zum Großteil vom Rad getragen wird und so der Rücken entlastet wird, während Ausdauer und Grundfitness ideal trainiert werden. Die optimale Sportart, die viele Vorteile bietet, ist das Schwimmen oder alternativ Aquagymnastik. Einerseits werden die Gelenke dadurch entlastet, dass das Wasser das Körpergewicht trägt, andererseits wirkt das Wasser kühlend, so dass die Gefahr der Überhitzung geringer ist. Um den Kreislauf nicht unnötig zu belasten, sollte die Temperatur des Wassers zwischen 20°C und 33°C liegen. Ein weiterer Vorteil ergibt sich speziell für Schwangere, die an Ödemen neigen. Durch den hydrostatischen Druck im Wasser, kommt es zu einer Umverteilung der Flüssigkeit im Körper, wodurch letztlich die Nieren besser durchblutet werden. Die Harnausscheidung durch die Nieren (Diurese) wird verstärkt, wodurch die Wassereinlagerungen ausgeschwemmt werden.

■ Zu den Sportarten, die ein erhöhtes Risiko bergen und daher nur sehr bedingt geeignet sind, zählen hingegen Inlineskaten, Tennis, Squash, Badminton, Tischtennis, Aerobic, Laufen oder Rudern. Als nicht ganz so alltägliche risikoreiche Sportarten sind Hochsprung, Weitsprung, Hammer- oder Diskuswerfen, Segeln, Schnorcheln, sowie Golf und sportliche Aktivitäten oberhalb von 1400 - 2000 Meter Höhe zu nennen. Diese Sportarten sind bedenklich, weil mit ihnen ein erhöhtes Verletzungsrisiko und das Risiko der Mangelversorgung des Fetus einher gehen können. Auch sind schnelle Rotation sowie zu starkes Beschleunigen oder Abbremsen des Körpers zu vermeiden, da dies zu einer Nabelschnurumschlingung beim Fetus führen kann.

■ Gänzlich verzichten sollte eine schwangere Frau auf sehr ungeeignete Sportarten wie intensiven Kraftsport und Gewichtheben, übermäßige - oft anaerobe - Belastungen wie Marathon oder Triathlon, Flaschentauchen, Sport über 2000 Meter Höhe und Mannschafts- oder Kampfsportarten, bei denen es zu unsanftem und unkontrollierten Körperkontakt kommen kann (Ballsport, Karate, Boxen etc.). Ebenfalls abzuraten ist von Sportarten, die ein stark erhöhtes Sturz- oder Verletzungsrisiko bergen. Dazu gehören: Mountainbiking, Klettern, Reiten, Eiskunstlauf, Surfen, Fallschirmspringen, Bungee - Jumping usw. Bei all den genannten Sportarten besteht entweder das Risiko einer fetalen Minderversorgung durch eine zu hohe Belastungsintensität, eine Nabelschnurumschlingung oder ein erhöhtes Verletzungsrisiko, nicht zuletzt auch durch eventuelle starke Erschütterungen des Körpers. Ab der 28. - 30. Schwangerschaftswoche sollte die Schwangere auch keinen Sport in Rückenlage mehr ausüben, um ein Vena-cava-Kompressionssyndrom zu vermeiden.[28] Generell ist die Teilnahme an sehr leistungsorientierten Sportarten und Wettkämpfen nicht empfehlenswert, da dies meist mit einer körperlichen Anstrengung einher geht, deren Ausmaß so hoch ist, dass die Versorgung des Fetus u. U. nicht mehr ausreichend ist (In Anlehnung an Bung 1999, S. 391; Korsten-Reck/Marquard/Wurster 2009, S. 120).

Resümee:

Generell konnte bisher in keiner Studie ein Zusammenhang zwischen sportlicher Betätigung während der Schwangerschaft und Fehlbildungen nachgewiesen werden. Im Gegenzug wurde aber aufgezeigt, dass hieraus viele Vorteile für die Schwangere resultieren, was körperliche Aktivität in dieser Lebensphase geradezu empfehlenswert macht. Neben positivem Einfluss auf das seelische Wohlbefinden und das Körpergefühl der Frau verhilft sie zu einer

[28] Vena-cava-Kompressionssyndrom ist eine Schwangerschaftskomplikation und bedeutet: Durch vermehrten Druck des Kindes in der Gebärmutter auf die untere Hohlvene der Schwangeren wird der Blutrückfluss des Blutes zum Herzen der Schwangeren behindert. Dadurch besteht die Gefahr einer Kreislaufstörung bei der Mutter. Dauert dieser Zustand länger an, kann auch die Sauerstoffversorgung für das Kind knapp und bedrohlich werden (Vgl. Heller 1998, S. 224).

guten körperlichen Fitness, die nicht zuletzt auch die Strapazen der Geburt verringern kann, lässt Schwangerschaftsbeschwerden seltener auftreten und unterstützt die schnellere Rückkehr zum ursprünglichen Körpergewicht. Oberstes Gebot für Sport in der Schwangerschaft ist jedoch, dass eine Schwangerschaft ohne Komplikationen vorliegt. Selbst wenn sie komplikationslos verläuft, sollte die Schwangere nur dann aktiv werden, wenn sie sich wirklich gesund und fit fühlt. Wichtig ist, auf sein Körpergefühl zu hören, die eigenen Grenzen zu kennen und die Aktivitäten bei beginnendem Unwohlsein oder sogar Schmerzen sofort einzustellen. Auch im Falle einer absoluten Unsportlichkeit muss nicht auf Bewegung verzichtet werden. Hier eignet es sich bspw. einige Wege zu Fuß statt mit dem Auto zurück zu legen, gezielt spazieren zu gehen, oder einige leichte Übungen durch zu führen, um etwas körperliche Aktivität in den Alltag einfließen zu lassen. Als ernst zu nehmende Risikofaktoren sind die erhöhte Verletzungsgefahr sowie die Überhitzung des Körpers und damit des Fetus bei zu intensivem Training anzuführen. Wenn die o. g. Hinweise jedoch berücksichtigt werden, können diese auftretenden Risiken jedoch relativ gut kontrolliert und minimiert werden.

5. 4 Sport und Gestationsdiabetes

Bei zahlreichen o. g. Kontraindikationen ist von sportlicher Betätigung abzuraten. Allerdings gilt nicht pauschal bei jeder Art von Erkrankung absolutes Sportverbot. So ist z. B. körperliche Aktivität mit einem diagnostizierten Gestationsdiabetes (im Folgenden GDM) i. d. R. gut zu vereinbaren. Wird den besonderen Anforderungen des Glucose-Stoffwechsels Rechnung getragen, wirkt sich die Bewegung sogar lindernd auf die Krankheit aus.

GDM ist eine häufig auftretende Schwangerschaftskomplikation, bei der in der Gravidität erstmals eine gestörte Glucose-Toleranz auftritt, die sich in den meisten Fällen nach der Geburt wieder normalisiert. In einigen Fällen kann es sich aber auch um eine erstmals entdeckte Manifestation eines Diabetes Typ 1 - oder Diabetes Typ 2 - Erkrankung handeln (Vgl. Hepp/Dittmar 2003, S. 349).[29] Während der Schwangerschaft kommt es zu wesentlichen Veränderungen des Glucose-Stoffwechsels. Glucose stellt dabei die Hauptenergiequelle des Fetus dar und kann die Plazentaschranke überwinden, wodurch der Blutzuckerspiegel des Fetus von dem der Mutter abhängig ist. Der Insulinstoffwechsel funktioniert beim Fetus hingegen eigenständig (Vgl. Hepp/Dittmar 2003, S. 346; Küpper 2009, S. 267). Damit die kontinuierliche Energieversorgung der Fetus - auch zwischen den Mahlzeiten der Mutter - gewährleistet ist, werden mütterliche Energiereserven freigesetzt. Diese führen zu einer höheren Glucosebelastung im Blut der Schwangeren und bewirken eine verstärkte Insulinantwort und somit einen erhöhten Insulinspiegel (Vgl. Briese 2005, S. 276). Hormonell bedingt

[29] Die Wahrscheinlichkeit, dass es sich um einen präkonzeptionellen, aber bisher unbekannten Diabetes mellitus handelt ist besonders groß, wenn die Glucosetoleranzstörung in den ersten 12 Wochen der Schwangerschaft diagnostiziert wurde (Vgl. Claudi-Böhm/Böhm 2007, S. 9).

kommt es zusätzlich zu einer verstärkten Insulinresistenz und damit zu einer vermehrten Insulinausschüttung. Es herrscht infolgedessen eine diabetogene Stoffwechsellage, die sich in bis zu 5 % der Fälle zu einem GDM entwickeln kann (Vgl. Briese 2005, S. 276; Hien/Böhm 2007, S. 47).[30] Ist die Kalorienzufuhr in der Schwangerschaft übermäßig hoch oder liegt ein deutliches Übergewicht vor, ist die Wahrscheinlichkeit für die Entstehung eines Gestationsdiabetes stark erhöht. Trotz dieser hohen Fallzahlen ist ein derartiges Screening laut Mutterschaftsrichtlinien immer noch nicht vorgesehen/vorgeschrieben (Vgl. Küpper 2009, S. 267). GDM wirkt sich langfristig auf den Stoffwechsel des Kindes aus, indem die Tendenz zu Übergewicht und einer späteren Erkrankung an Diabetes mellitus gegeben ist. Außerdem ist diese Schwangerschaftskomplikation häufige Ursache für einen intrauterinen Fruchttod. Für die Mutter birgt GDM ein erhöhtes Risiko einer (Prä-) Eklampsie sowie eines erneuten GDM bei einer weiteren Schwangerschaft (zu 50 %) und eine erhöhte Wahrscheinlichkeit, einen manifesten Diabetes mellitus zu entwickeln (40 - 50 % aller Betroffenen) (Vgl. Hien/Böhm 2007, S. 48). Um möglichen Folgen entgegen zu wirken bzw. diese so gering wie möglich zu halten, ist neben adäquater Ernährung und evtl. Medikation die körperliche Aktivität die 3. Säule der Therapie. Im Rahmen einer Studie[31] absolvierten schwangere Frauen 3 Mal wöchentlich jeweils 3 Mal hintereinander ein 15 minütiges moderates Bewegungsprogramm auf einem Fahrradergometer, wodurch sich der Glucosestoffwechsel ebenso normalisierte wie bei der mit Insulin behandelten Vergleichsgruppe. Durch die Beanspruchung großer Muskelgruppen kommt es zu einem kontinuierlichen Verbrennen der Glucose in den Zellen, wodurch Glucosebe-reitstellung und -verbrauch deutlich verbessert wurden. Außerdem verbessert sich die Insulinsensitivität in den Zellen, wodurch sich die gesamte diabetogene Stoffwechsellage verbessert (Vgl. Bung 1999, S. 390). Sehr gut eignen sich Ausdauersportarten (z. B. Joggen, Schwimmen oder Rad fahren) um den Blutzuckerspiegel wieder zu normalisieren und die Insulinsensitivität zu erhöhen. Besonders effektiv wirken sich die sportlichen Aktivitäten aus, wenn sie postprandial ausgeführt werden (Vgl. Claudi-Böhm/Böhm 2007, S. 24).

Sofern keine weiteren Risikofaktoren vorliegen ist auch bei einem diagnostizierten Schwangerschaftsdiabetes die Ausübung eines moderaten Ausdauertrainings sehr vorteilhaft für Mutter und Kind. Es wirkt der physiologischen Insulinresistenz während der Schwangerschaft entgegen und erhöht die Insulinsensitivität, wodurch die Normalisierung des Glucosestoffwechsels begünstigt wird und sich damit die negativen Folgen des GDM für den Fetus und die Mutter verringern können.

---

[30] Die Diagnose eines GDM erfolgt meist über einen oralen Glucosetoleranztest (Vgl. Briese 2005, S. 277). Auch kommen Harnzucker-Tests zum Einsatz, diese Screeningverfahren sind jedoch weitaus unzuverlässiger und entdecken einen GDM mit geringerer Wahrscheinlichkeit (Vgl. Claudi-Böhm/Böhm 2007, S. 11).

[31] Bei den Studienteilnehmerinnen handelte es sich um Schwangere mit insulinpflichtigem Gestationsdiabetes.

6. Perinatale Programmierung

Bei der „perinatalen Programmierung“ handelt es sich um noch einen vergleichsweise jungen Forschungszweig. Er setzt sich damit auseinander, wie externe Faktoren wie z. B. Ernährung oder Hormone, während kritischer Entwicklungsphasen (während der Schwangerschaft, in den ersten Wochen nach der Geburt sowie frühkindlich) die Funktion von Organen und Organsystemen langfristig festlegen. Wesentlicher Gegenstand des Forschungsbereichs ist dabei die Frage, inwiefern Merkmalsausprägungen, die nicht genetisch vererbt, sondern pränatal angelegt wurden, verantwortlich für eine spätere Entstehung von Übergewicht und Adipositas sind (Vgl. DGE 2009 b, S. 2).

6. 1 Wirkungsfeld von „fötaler Ernährung“

Die Auswirkungen des Ernährungs- und Gewichtsstatus, sowie des Stoffwechsels der Mutter auf das Ungeborene, können sehr weit reichend sein. Die Ernährungsgewohnheiten der Mutter beeinflussen die gesundheitliche Verfassung des Kindes sowie das Risiko, im weiteren Verlauf seines Lebens an chronischen Erkrankungen zu leiden. Während der Schwangerschaft wird parallel zu den einzelnen Körperteilen auch das Stoffwechselsystem des Babys gebildet, weshalb sich eine Überernährung ebenso wie eine Mangelernährung der Mutter auch hierauf auswirken und zu entsprechenden Folgeschäden führen kann (Vgl. Walker 2007, S.65 ff.;). Auf welche Bereiche sich der Einfluss der „fötalen Ernährung“ erstrecken kann, zeigt folgende Abbildung:

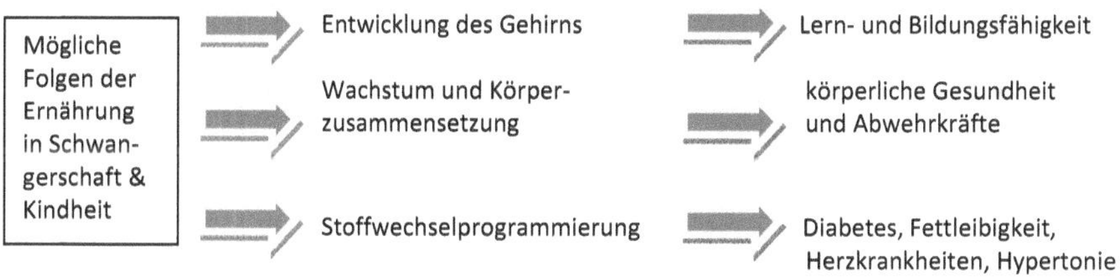

Abb. 8: Kurz- und langfristige Einflüsse der fötalen Ernährung (Vgl. Walker 2007, S.67)

Da dieses Forschungsfeld noch sehr neu ist, sind diese bisherigen Erkenntnisse noch nicht als abschließende Ergebnisse zur Kenntnis zu nehmen, da noch zahlreiche Studien und Untersuchungen notwendig sind, um definitive Schlüsse ziehen zu können.[32]

Dieses Kapitel soll lediglich einen Überblick sowie einen kleinen Ausblick darstellen.

[32] Für detailliertere Informationen vgl. auch Williamson 2006.

Weltweit sind altersklassenübergreifend immer mehr Fälle von Übergewicht und Adipositas zu verzeichnen. Da es sich bei dieser Entwicklung um ein sehr aktuelles Thema handelt, wird im nächsten Unterkapitel erläutert, welchen Einfluss Adipositas möglicherweise auf die spätere Entwicklung des Kindes hat.

6. 2 Schwangerschaft und Adipositas – Grundstein für späteres Übergewicht?

Nach bisherigen Untersuchungen ist davon auszugehen, dass sowohl das Geburtsgewicht des Neugeborenen, als auch die Entwicklung des Körpergewichts in späteren Jahren ganz entscheidend durch die Ernährung und die Stoffwechsellage der Mutter in der Schwangerschaft bestimmt wird. Der Einfluss des mütterlichen Körpergewichts zum Zeitpunkt der Schwangerschaft überwiegt vermutlich sogar die genetische Prädisposition (Vgl. Küpper 2009, S. 266). In den Industriestaaten sind Übergewicht und Adipositas immer häufiger zu beobachten. Auch in Deutschland sind ca. 35 % der Frauen im gebährfähigen Alter[33] übergewichtig und 20% adipös, wodurch sich das Erkrankungsrisiko für kardiovaskuläre Krankheiten und Diabetes stark erhöht (Vgl. DGE 2009 b, S. 1). Als adipös gilt ein Mensch unabhängig vom Geschlecht ab einem BMI von mehr als 30 kg/m^2. Es sind darüber hinaus noch drei Stufen von Adipositas definiert, die jeweils über den BMI klassifiziert werden. Grad I erstreckt sich von 30 - 35 kg/m^2, Grad II von 35 - 40 kg/m^2 und Grad III schließt einen BMI > 40 kg/m^2 ein (Vgl. Wirth 2006, S. 683). Auch mit Blick auf Fortpflanzung und Schwangerschaft kann massives Übergewicht eine negative Einflussgröße für Mutter und Kind darstellen. Nicht selten führt das Mehrgewicht außerdem zu einer erhöhten Infertilität, so dass eine Schwangerschaft erst einmal unmöglich wird. Eine individuelle Ernährungsberatung, unterstützt durch ein angepasstes Sportprogramm, sind an dieser Stelle sehr erfolgsversprechend, da der resultierende Gewichtsverlust die Fertilität meist wesentlich mehr verbessert als die konventionelle Infertilitätsbehandlung. Erklärt wird dies bisher durch die verminderte Insulinresistenz und die niedrigeren Insulinkonzentrationen im Blut der Frau (Vgl. Korsten-Reck 2010, S. 95 ff.; Hofmann 2010, S. 4). Kommt dennoch eine Schwangerschaft zu Stande, handelt es sich bei diagnostizierter Adipositas grundsätzlich um eine Risikoschwangerschaft (Vgl. Voigt 2005, S. 7), die sowohl negative Folgen für die Mutter als auch für den Fetus haben kann.[34]

---

[33] Als Frauen im „gebährfähigen Alter" sind in Deutschland alle Frauen zwischen 15 und 45 Jahren definiert (Vgl. bpb 2004).

[34] Im Mutterpass sind 26 Risikofaktoren vermerkt, zu denen u. a. „Adipositas" zählt. Wird ein Faktor (oder mehrere) erfüllt, liegt eine Risikoschwangerschaft vor (Vgl. Voigt 2005, S. 7; Geist/Harder/Stiefel 2007, S. 174 f.).

► Mögliche Auswirkungen auf die Schwangere

Bislang ist nachgewiesen, dass adipöse Frauen öfter gesundheitliche Probleme in der Schwangerschaft bekommen (GDM, Hypertonie etc.), eine höhere Fehlgeburtenrate vorweisen als Normalgewichtige (Vgl. Korsten-Reck 2010, S. 95) und eine verstärkte Tendenz zu Frühgeburten haben (Vgl. Ärzteblatt 2010,S. 1). Untersuchungen zu Folge werden weiterhin vermehrt Gestosen diagnostiziert (Ärzteblatt 2006, S. 1) und es kann in wachsendem Maße zu Komplikationen bei der Geburt kommen (Vgl. DGE 2009 b, S. 1).

Eine Diät zu beginnen mit dem Ziel Gewicht zu verlieren, ist in der Schwangerschaft nicht angebracht, weil dies zu Lasten der fetalen Nährstoffversorgung geht und damit eine Gefahr für die Kindesentwicklung birgt (Vgl. Körner/Rösch 2008, S. 39). Vielmehr sollte ein Abbau von bestehendem Übergewicht schon vor der Schwangerschaft stattfinden (Küpper 2009, S. 268). Sofern dies nicht möglich ist, ist eine Orientierung an den oben beschriebenen allgemeinen Empfehlungen zur Ernährung in der Schwangerschaft von Vorteil. Ratsam ist zudem ein ausreichendes Bewegungsprogramm, wodurch eine übermäßige Gewichtszunahme während der Gravidität verhindert sowie der Gewichtsstatus nach der Geburt positiv beeinfluss werden kann. Sport dient darüber hinaus der Reduktion möglicher Komplikationen während Schwangerschaft und Geburt, weshalb auch hier im Rahmen der jeweiligen Möglichkeiten moderate körperliche Aktivität stattfinden sollte (Vgl. Korsten-Reck 2010, S. 96 f.).

► Potentielle Konsequenzen für den Fetus

Die starke Verbreitung von Übergewicht in unserer Bevölkerung hat allein im Zeitraum von 1985 bis 1997 zu einem Anstieg des durchschnittlichen Geburtsgewichtes von 151 g geführt. Ebenso wie starkes vorgeburtliches Übergewicht haben eine zu starke Gewichtszunahme und eine übermäßige Energiezufuhr während der Schwangerschaft die gleichen negativen Effekte. Das Risiko eines Kindes, später einmal stark übergewichtig zu werden und/oder an Diabetes Mellitus Typ 2 zu erkranken, steigt auch damit deutlich an. Die primäre Energiequelle für den Fetus ist die Glucose, die die Plazentaschranke ungehindert überwinden kann. Dadurch kommt es im Falle einer übermäßigen Kalorienzufuhr oder bei bestehendem Übergewicht zu einer Art „Glucosemast" des Fetus, die dessen Insulinsekretion erhöht. Hierbei handelt es sich um eine Fehlprogrammierung, die beibehalten wird und in späteren Jahren verstärkt zu Diabetes mellitus - Erkrankungen oder Übergewicht bzw. Adipositas führen kann (Vgl. Küpper 2009, S. 266 ff.).

Bei diesen Untersuchungen wurde deutlich, dass Gesundheits- und Ernährungsstatus in Bezug auf die kindliche Prägung entscheidender sind als die Erbanlagen, wie eine britische Studie zeigt. Untersucht wurden Kinder, die nicht von ihrer leiblichen Mutter, sondern von einer sog. „Leihmutter" ausgetragen wurden. Das Ergebnis der Studie war, dass der Gewichtstatus der Leihmutter - und damit auch indirekt ihr Ernährungsstatus - das Geburtsgewicht des Kindes stärker beeinflusst hat als der Gewichtsstatus/BMI der leiblichen Mutter. Dieser Sachverhalt zeigt, dass die spätere Gewichtsentwicklung des Kindes sehr eng mit der Energiezufuhr der Schwangeren verknüpft ist, was einerseits ein Risiko für die Entstehung von Übergewicht birgt, andererseits aber auch Möglichkeiten zur frühzeitigen Einflussnahme bietet (Vgl. DGE 2009, S. 2 f.).

► **Präventivmaßnahmen**

Als Präventivmaßnahme sollte eine Frau idealerweise mit normalem Körpergewicht in die Schwangerschaft gehen, die Gewichtszunahme sollte in dieser Zeit gut kontrolliert werden und nach Möglichkeit sollte das Stillen des Kindes erfolgen. Die jüngsten Daten geben bei einer Stilldauer von bis zu neun Monaten ein pro Stillmonat um 4 % verringertes Risiko an, später einmal übergewichtig zu werden (Vgl. Küpper 2009, S. 266 ff.). Dies liegt nicht zuletzt daran, dass das Kind die aufgenommene Milchmenge selbst regulieren kann und es so nicht zu einer zu schnellen Gewichtszunahme kommt (Vgl. Scherbaum/Bellows 2009, S. 388 f.). Das Stillen des Kindes über mindestens 4 bis 6 Monate gilt darüber hinaus ebenfalls als Präventivmaßnahme in Bezug auf die Entstehung von Allergien (Vgl. aid 2009a, S. 4 f., Hanreich/Hansen 2007, S. 20 ff. und S. 132). Schon während der Schwangerschaft sowie innerhalb der ersten Lebenswochen sind entsprechende Maßnahmen zur Allergieprävention (wozu auch der konsequente Verzicht auf Tabakkonsum zählt) am sinnvollsten. Ein gestilltes Kind reagiert nicht nur seltener allergisch, sondern leidet auch seltener an Atemwegserkrankungen, Durchfall, Hirnhaut-, Harnwegs- und Darmentzündungen. Zudem ist die Muttermilch, dessen Zusammensetzung sich im Laufe der Stillzeit ändert, immer auf die genauen Bedürfnisse des Kindes angepasst, da sie alle notwendigen Vitamine, Mineral- und Immunstoffe beinhaltet. Kinder, die Flaschennahrung erhalten leiden zudem in späteren Jahren vermehrt an Diabetes und Zölliakie und fallen öfter dem plötzlichen Kindstod zum Opfer. Entgegen der bisherigen Annahme sollten Schwangere und Stillende nicht absichtlich auf Allergene in der täglichen Ernährung verzichten, da dies u. U. schneller zu einem Nährstoffmangel führt und dem Kind eher schadet als nutzt. Zudem weist vieles darauf hin, dass bei regelmäßigem Fischkonsum der Mutter, Erkrankungen wie Asthma, Heuschnupfen und Neurodermitis seltener auftreten (Vgl. aid 2009a, S. 21; Taschner 2010, S. 104).

7. Fazit

Die Ernährungsweise während der Schwangerschaft sollte idealerweise einer ausgewogenen, gesunden Mischkost entsprechen, die sich an den Empfehlungen der DGE orientiert. Darüber hinaus sollte den besonderen physiologischen Anforderungen Rechnung getragen werden, indem z. B. auf eine angepasste Energieversorgung sowie auf die ausreichende Versorgung mit den sog. „kritischen Nährstoffen" geachtet wird, um eventuellen Entwicklungsschäden beim Fetus vorzubeugen. Dabei sollte mit Blick auf die Zusammensetzung des Energiebedarfs auch Kenntnis darüber herrschen, welche Makronährstoffe in welchem Maße relevant für eine positive Entwicklung des Fetus sind. Außerdem ist es sehr ratsam auf den Konsum bestimmter Substanzen wie z. B. Alkohol oder Nicotin zu verzichten, da eindeutig bekannt ist, dass sie dem Ungeborenen erheblichen Schaden zufügen können. Entgegen der früher herrschenden Meinung, stellt auch eine moderate sportliche Betätigung während der Schwangerschaft - sofern keine Kontraindikationen vorliegen und sich die Mutter fit fühlt - keinerlei Probleme dar. Im Gegenteil: es sind mittlerweile eine Vielzahl an positiven Auswirkungen von körperlicher Aktivität für Mutter und Kind bekannt geworden. Diese erstrecken sich von rein physischen Vorteilen für den Körper vor und sogar auch nach der Schwangerschaft, über günstigen Einfluss auf den Prozess der Geburt, bis hin zu positiver Beeinflussung psychischer Verhältnisse. Körperliche Aktivität in der Schwangerschaft ist damit sehr empfehlenswert, jedoch muss den besonderen Anforderungen in diesem Lebensabschnitt in Art und Umfang der Belastung Rechnung getragen werden. Finden diese Besonderheiten Beachtung, kann ein moderates Training auch bei diagnostiziertem Gestationsdiabetes sowie bei bestehender Adipositas sehr förderlich für die Gesundheit von Mutter und Kind sein.
Wie sehr die Kindesentwicklung in Bezug auf die Entstehung von Übergewicht und Erkrankungen wie Diabetes mellitus beeinflusst werden kann, zeigen die bisherigen Forschungsergebnisse im Bereich der „perinatalen Programmierung". Hier kann die Schwangere z. T. aktiv Einfluss nehmen und eine günstige Weichenstellung für die spätere Entwicklung des Körpergewichts ihres Kindes erzielen. Auf diese Weise kann ein Stück weit „im Kleinen" einer weiteren Ausbreitung des Übergewichts und damit einem Anstieg vieler ernährungsbedingter, chronischer Erkrankungen entgegen gewirkt werden. Dieser Forschungszweig steckt zwar noch in den Kinderschuhen, hat jedoch bislang viele dienliche Erkenntnisse gewonnen und wird auch zukünftig noch sehr viel Potential bieten.

Literaturverzeichnis

aid infodienst Ernährung, Landwirtschaft, Verbraucherschutz e. V. (2003): Schwangerschaft und Stillzeit. Empfehlungen für die Ernährung von Mutter und Kind, 2. Aufl., Bonn

aid infodienst Ernährung, Landwirtschaft, Verbraucherschutz e. V. (2006): Mangel im Schlaraffenland: Wissenschaftler warnen vor Folgen der Mangelernährung, PresseInfo vom 22.03.2006, http://www.aid.de/presse/presseinfo_archiv.php?mode=beitrag&id=2398 [zuletzt eingesehen am 13.09.2010]

aid infodienst Ernährung, Landwirtschaft, Verbraucherschutz e. V. (2008): Vitamine und Mineralstoffe - eine starke Truppe, 4. Aufl., Bonn

aid infodienst Ernährung, Landwirtschaft, Verbraucherschutz e. V. (2009a): Allergierisiko? So können Eltern vorbeugen, Bonn

aid infodienst Ernährung, Landwirtschaft, Verbraucherschutz e. V. (Rehrmann, N.) (2009b): Vitamine, http://www.aid.de/ernaehrung/naehrstoffempfehlungen_vitamine.php [zuletzt eingesehen am 06.09.2010]

American College of Obstricians and Gynecologics (ACOG): Exercise during pregnancy and the postpartum period, Committee opinion, No. 267, January 2002, http://www.ncbi.nlm.nih.gov/pubmed/11777528 [zuletzt eingesehen am 29.09.2010]

Ärzteblatt (2010): Häufige Frühgeburten bei Adipösen, Nachrichten vom 28. Juli 2010, http://www.aerzteblatt.de/nachrichten/42076/Haeufige_Fruehgeburten_bei_Adipoesen.htm [zuletzt eingesehen am 08.10.2010]

Ärzteblatt (2006): Mehr Schwangerschaftskomplikationen bei Adipositas, Nachrichten vom 29. September 2006, http://www.aerzteblatt.de/v4/news/news.asp?id=25852&src=suche&p=mehr+schwangerschaftskomplikationen+bei+adipositas [zuletzt eingesehen am 08.10.2010]

Balaskas, J./Gordon, Y. (2004): Der große TRIAS - Ratgeber. Schwangerschaft und Geburt, Stuttgart

Beck, H. (2010): Das große Buch vom Marathon. Lauftraining mit System, 4. Auflage, München

Briese, V. (2005): Endokrine Erkrankungen, in: Rath, W./Friese, K.: Erkrankungen in der Schwangerschaft, Stuttgart, S.268 – 282

Bundesinstitut für gesundheitlichen Verbraucherschutz und Veterinärmedizin (BgVV) (1999): BgVV empfiehlt während der Schwangerschaft und Stillzeit den Verzehr bestimmter Fischarten einzuschränken, Berlin, 06.05.1999, http://www.bfr.bund.de/cd/866 [zuletzt eingesehen am 14.10.2010]

Bundeszentrale für gesundheitliche Aufklärung (2006): Rundum. Schwangerschaft und Geburt, Köln

Bundeszentrale für politische Bildung (bpb) (2004): Informationen zur politischen Bildung, Heft 282, Bonn, http://www.bpb.de/publikationen/ZQOZM7,0,Glossar%3A_Demographische_Begriffe.html, [zuletzt eingesehen am 06.10.2010]

Bung, P. (1999): Schwangerschaft und Sport, in: Der Gynäkologe, Vol. 32, Ausg. 05/1999, S. 386 - 392

Burgerstein, U. (2007): Burgersteins Handbuch Nährstoffe, 11.Aufl.,Stuttgart

Browne, M. L. (2006): Maternal Exposure to Caffeine and Risk of Congenital Anomalies: A Systematic Review, in: Epidemiology, Vol. 17, S. 324–331

Claudi-Böhm, S./Böhm, B. (2007): Diabetes und Schwangerschaft. Prävention, Beratung, Betreuung vor, während und nach der Schwangerschaft, Heidelberg

Christian M.S./Brent R.L. (2001): Teratogen Update, in: Teratology Vol. 64, S. 51–78

Deutsche Gesellschaft für Ernährung (DGE) (1988): Die richtige Ernährung in der Schwangerschaft, 3. Aufl., Frankfurt am Main

Deutsche Gesellschaft für Ernährung (DGE) (2008): Referenzwerte für die Nährstoffzufuhr, 1. Auflage (3. vollst. korrigierter Nachdruck), Bonn

Deutsche Gesellschaft für Ernährung (DGE) (2009 a): Auswirkungen eines moderaten Alkoholkonsums in der Schwangerschaft, Stellungnahme der DGE, Bonn

Deutsche Gesellschaft für Ernährung (DGE) (2009 b): Prävention beginnt bereits im Mutterleib. Ernährung und frühkindliche Prägung, Presseinformation vom 28. Januar 2009, Bonn

Deutsche Gesellschaft für Ernährung (DGE) (2010): Vollwertig Essen und Trinken nach den 10 Regeln der DGE, http://www.dge.de/modules.php?name=Content&pa=showpage&pid=15 [zuletzt eingesehen am 09.09.2010]

Elmadfa, I./Leitzmann, C. (2004): Ernährung des Menschen, 4. Auflage, Stuttgart

European Food Information Council (EUFIC) – Zur Bedeutung der „Guideline Daily Amounts" (GDA), 03/2007; http://www.eufic.org/article/de/ernahrung/lebensmittelauszeichnung-anspruche/artid/Zur_Bedeutung_von_Guideline_Daily_Amounts/ [zuletzt eingesehen am 30.08.2010]

Food Standards Agency (FSA): Pregnant women advised to limit caffeine consumption, 03.11.2008, http://www.food.gov.uk/news/newsarchive/2008/nov/caffeinenov08 [zuletzt eingesehen am 16.09.2010]

Fessler, B.(2005): Handbuch Schwangerschaft und Geburt, München

Friese, K./Mörike, K./Neumann, G./Windorfer, A. (2009): Arzneimittel in der Schwangerschaft und Stillzeit, 7. Aufl., Stuttgart

Gehrmann – Gödde, S./Gries, F. A. (2001): Die Ernährung der Schwangeren unter besonderer Berücksichtigung kritischer Nährstoffe, in: Der Gynäkologe, Vol. 34, Ausg. 03/2001, S. 229 - 243

Geist, C./ Harder, U./Stiefel, A. (2007): Hebammenkunde. Lehrbuch für Schwangerschaft, Geburt, Wochenbett und Beruf, 4. Auflage, Stuttgart

Gerhard, I./Feige, A. (Hrsg.) (2005): Geburtshilfe integrativ. Konventionelle und komplementäre Therapie, München

Hahn, A./Ströhle, A. (2006): Vitamine, in: Schauder, P./Ollenschläger, G.: Ernährungsmedizin. Prävention und Therapie, 3.Aufl., München, S.95 - 118

Hahn, A./Ströhle, A./Wolters, M. (2005): Ernährung. Physiologische Grundlagen, Prävention, Therapie, Stuttgart

Hanreich, I./Hansen, E. (2007): Essen und Trinken im Säuglingsalter, 5. Aufl., Wien

Heller, A. (1998): Geburtsvorbereitung. Methode Menne - Heller, Stuttgart

Hepp, K. D./Dittmar, F. W. (2003): Schwangerschaft, in: Mehnert, H./Standl, E./Usadel, K.-H./Häring, H.-U.: Diabetologie in Klinik und Praxis, Stuttgart

Heseker, H./Stahl, A. (2007): Folat. Physiologie, Vorkommen, Analytik, Referenzwerte und Versorgung in Deutschland, in: Ernährungsumschau, 06/2007, S. 336 - 343

Hien, P./Böhm, B (2007): Diabetes Handbuch. Eine Anleitung für Praxis und Klinik, 5. Auflage, Berlin

Hofmann, L. (2010): Ernährung und Fruchtbarkeit, in: Ernährung im Fokus, 10. Jg., Heft 01/2010, S. 2 - 7

Kasper, H.(2009) : Ernährungsmedizin und Diätetik, 11. Aufl., München

Kellner, S. (2002): Mythos Marathon. Vom geschichtlichen Ursprung bis heute, 1. Aufl., Norderstedt

Kirschner, R. (Hrsg.) et al. (2009): Baby Care. Gesund & schwanger, Berlin

Koch, K.-C./Hanrath, P. (2005): Kardiologische Erkrankungen, in: Rath, W./Friese, K.: Erkrankungen in der Schwangerschaft, Stuttgart, S. 36 - 66

Koletzko, B./Pietrzik, K. (2004): Gesundheitliche Bedeutung der Folsäurezufuhr (Stellungnahme), in: Ernährungsumschau, Ausg. 51, 07/2004, S. 264 - 272

Koletzko, B.(2006): Ernährung in der Schwangerschaft, in: Schauder, P./Ollenschläger, G.: Ernährungsmedizin. Prävention und Therapie, 3.Aufl., München,S.331 - 339

Korsten-Reck, U. (2010): Bewegung in Schwangerschaft und Stillperiode bei mütterlichem Übergewicht, in: Zeitschrift für Geburtshilfe und Neonatologie, Jg. 214, S.95 - 102

Korsten-Reck, U./Marquard, K/Wurster, K.-G. (2009): Schwangerschaft und Sport, in: Deutsche Zeitschrift für Sportmedizin, Jg. 60, Nr. 5, S.117 - 121

Koula-Jenik, H./Kraft, M./Miko, M./Schulz, R.-J. (Hrsg.) (2006): Leitfaden Ernährungsmedizin, München

Körner,U./Rösch, R. (2008): Ernährungsberatung in Schwangerschaft und Stillzeit, 2. Aufl., Stuttgart

Küpper, C. (2009): Prävention beginnt im Mutterleib, in: Ernährungsumschau, Ausg. 05/2009, S. 266 - 268

Küpper, C. (1999): Omega-3-Fettsäuren in der frühkindlichen Ernährung, in: Ernährungsumschau, Ausg. 46, S. 387 - 390

Leitzmann, C./Müller, C./Michel, P./Brehme, U./Hahn, A./Laube, H. (2003): Ernährung in Prävention und Therapie, 2. Aufl., Stuttgart

Neumann, G. (2005): Infektionen und Infektionskrankheiten, in: Rath, W./Friese, K.: Erkrankungen in der Schwangerschaft, Stuttgart, S. 414 - 468

Oberritter, H. (2006). Prinzipien vollwertiger Ernährung, in: Schauder, P./Ollenschläger, G.: Ernährungsmedizin. Prävention und Therapie, 3.Aufl., München, S. 201 - 220

ÖGE (Österreichische Gesellschaft für Ernährung): Tipps für bestimmte Personengruppen. Schwangere und Stillende, http://www.oege.at/php/current/content.php?l=de&a=2337, [zuletzt eingesehen am 13.09.2010]

Rehner, G./Daniel, H. (2010): Biochemie der Ernährung, 3. Aufl., Heidelberg

Schauder, P.(2006): Makronährstoffe und Ballaststoffe, in: Schauder, P./Ollenschläger, G.: Ernährungsmedizin. Prävention und Therapie, 3.Aufl., München, S. 84 - 94

Scherbaum, V./Bellows, A.C. (2009): Förderung des Stillens – ein Beitrag zur Prävention von Übergewicht, in: Ernährungsumschau, Ausg. 7/2009, S. 388 - 394

Scherbaum, V./Perl, F.M/Kretschmer, U. (2003): Stillen. Frühkindliche Ernährung und reproduktive Gesundheit, Köln

Signorello, L. B./McLaughlin, J. K.(2004): Maternal Caffeine Consumption and Spontaneous Abortion. A Review of the Epidemiological Evidence, in: Epidemiology Vol. 15, S. 229–239

Stein, J./Brodt, H.R. (2006): Listeria monocytogenes / Listeriose, in: Caspary, W. F./Kist, M./Stein, J.: Infektiologie des Gastrointestinaltraktes, Heidelberg, S. 241 - 244

Stevenson, L. (1997): Exercise in pregnancy. Part 1: Uptade on pathophysiology, in: Canadian Family Physician, Vol. 43, S. 97 - 104

Suter, P.M. (2008): Checkliste Ernährung, 3. Auflage, Stuttgart

Taschner, U.(2010): Muttermilch - die natürliche Vitaminbombe für Säuglinge, in: die hebamme, Jg. 23, Ausg. 02/2010, S. 104 - 108

Virchow, J. C. (2005): Pneumologische Erkrankungen in der Schwangerschaft, in: Rath, W./Friese, K.: Erkrankungen in der Schwangerschaft, Stuttgart, S. 98 - 117

Voigt, M. (2005): Häufigkeitsverteilungen der Schwangerschaftsrisiken, in: Rath, W./Friese, K.: Erkrankungen in der Schwangerschaft, Stuttgart, S. 2 - 9

Walker, A. W. (2007):Gesund essen während der Schwangerschaft, München

Weigt, S. (1996): Eisen. Zuviel kann schaden, in: UGB-Forum 5, S. 282 - 285

Weng, X./Odouli, R./Li, D.-K. (2008): Maternal caffeine consumption during pregnancy and the risk of miscarriage: a prospective cohort study, in: American Journal of Obstetrics & Gynecology, Ausg. 03/2008, S. 279e1 – 279e8

Williamson, C.S. (2006): Nutrition in pregnancy, Briefing Paper, British Nutrition Foundation, London

Wirth, A. (2006): Adipositas - Definition und Ätiologie, in: Schauder, P./Ollenschläger, G.: Ernährungsmedizin. Prävention und Therapie, 3.Aufl., München, S. 683 - 692